医師と患者のための
パッチテスト・アレルゲン解説書

【編集】
松永　佳世子
藤田保健衛生大学医学部アレルギー疾患対策医療学 教授

秀潤社

本書に記載されている内容は，出版時の最新情報に基づくとともに，臨床例をもとに正確かつ普遍化すべく，著者，編者，監修者，編集委員ならびに出版社それぞれが最善の努力をしております．しかし，本書の記載内容によりトラブルや損害，不測の事故等が生じた場合，著者，編者，監修者，編集委員ならびに出版社は，その責を負いかねます．
また，本書に記載されている医薬品や機器等の使用にあたっては，常に最新の各々の添付文書や取り扱い説明書を参照のうえ，適応や使用方法等をご確認ください．

株式会社 学研メディカル秀潤社

序

　私は，故・須貝哲郎先生，石原 勝先生，早川律子先生，上田 宏先生はじめ，全国の先輩医師の温かくも厳しい薫陶を得て，接触皮膚炎の原因究明と治療のために40年間パッチテストを続けてきました．現在も日々，新たな発見があり，手技の工夫なども行い，楽しくパッチテストを続けています．

　2016年3月号のVisual Dermatology「アレルゲン解説書」特集号では，ジャパニーズスタンダードアレルゲン（JSA）2015で生じた陽性反応から，どのように接触皮膚炎の原因を読み解き，落とし穴に注意して患者さんに生活指導するか，そのポイントを症例呈示しながら解説しました．わかりやすいアレルゲンの説明，パッチテスト反応の読み方，冒頭の座談会等が，読者より大変好評を博しましたが，すでに1年を経過しましたので，この機会に，Visual Dermatology 2002年第1巻4号の総論「原因物質の特定は皮疹・問診・パッチテストで」の内容も改訂し加え，患者さんへの説明同意書の参考版，患者さんにパッチテストの説明を看護師さんらがする場合の資料等を加えて，単行本としてあらためて発行することになりました．

　湿疹・皮膚炎で治りにくい症例や，接触皮膚炎が疑われる症例にJSA（2015）をセットでパッチテストすることは，原因アレルゲンの見落としを少なくし，正しい診断に導くことを可能にします．同時にJSAは，感作の状態の年次推移を調べることによって，感作物質のモニタリングを行う有益な検査といえます．JSA（2015）の主体となっているパッチテストパネル®（S）は2015年5月末に保険収載され，多くの皮膚科施設で使用されていることと思います．昨年，パッチテストパネル®（S）の金チオ硫酸ナトリウム（gold sodium thiosulfate：GST）に新たに感作が疑われる4症例が報告されました．そこで，このGSTの年齢別陽性率を検討した結果，陽性例は9歳以下では認められず，10代以降，年齢とともに，陽性率は高くなる結果を得ました．つまり，刺激反応ではなく，金の感作の状態を反映する結果と考えました．GSTの反応は，遅く出現することも多く，注意深く観察することにしています．

　また，パッチテストは有用な信頼できる貴重な検査であることを認識するとともに皮膚科専門医として検査のリスクを十分に理解して必要症例にのみ実施することを心がけて頂きたいと思います．

　どうか，本書が，皆様の患者さんを治す力のサポートとなることを願っております．

2017年3月吉日

藤田保健衛生大学医学部
アレルギー疾患対策医療学教授
松永 佳世子

CONTENTS

医師と患者のためのパッチテスト・アレルゲン解説書

【編集】松永　佳世子　藤田保健衛生大学医学部アレルギー疾患対策医療学　教授

- 3 　序 ……………………………………………………………………… 松永 佳世子
- 6 　総論　原因物質の特定は皮疹・問診・パッチテストで ……………… 松永 佳世子

Part1. パッチテストパネル® (S)-1

- 14　硫酸ニッケル ……………………………………………… 永井 晶代, 松永 佳世子
- 16　ラノリンアルコール ……………………………………………………… 鷲崎 久美子
- 18　フラジオマイシン硫酸塩 ………………………………… 齋藤 健太, 松永 佳世子
- 20　重クロム酸カリウム ………………………………………………………… 伊藤 崇
- 22　カインミックス ……………………………………………………………… 伊藤 明子
- 24　香料ミックス ……………………………………………… 小林 束, 松永 佳世子
- 26　ロジン ……………………………………………………………………… 足立 厚子
- 28　パラベンミックス ………………………………………… 安藤 亜希, 鈴木 加余子
- 30　ペルーバルサム …………………………………………………………… 関東 裕美
- 32　金チオ硫酸ナトリウム …………………………………… 鶴田 京子, 松永 佳世子
- 34　塩化コバルト ……………………………………………………………… 足立 厚子

Part2. パッチテストパネル® (S)-2

- 36　*p-tert-*ブチルフェノール-ホルムアルデヒド樹脂 … 安部 千佳, 鈴木 加余子, 松永 佳世子
- 38　エポキシ樹脂 …………………………………… 小野田 裕子, 永井 晶代, 松永 佳世子
- 40　カルバミックス …………………………………………… 峠岡 理沙, 加藤 則人
- 42　黒色ゴムミックス ………………………………………… 岩田 洋平, 松永 佳世子
- 44　イソチアゾリノンミックス ……………………………………………… 西岡 和恵
- 46　メルカプトベンゾチアゾール／メルカプトミックス ………………… 高山 かおる
- 48　パラフェニレンジアミン ………………………………………………… 伊藤 明子
- 50　ホルムアルデヒド ……………………………… 沼田 茂樹, 岩田 洋平, 松永 佳世子
- 52　チメロサール ……………………………………………………………… 関東 裕美
- 54　チウラムミックス ………………………………………………………… 鷲崎 久美子

Part3. 鳥居パッチテスト試薬

- 56　ウルシオール ……………………………………… 大迫 順子, 清水 奈美, 鶴田 大輔
- 58　塩化第二水銀 ……………………………………………… 鶴田 京子, 松永 佳世子

Part4. パッチテストをさらに理解するために

- 60　特別座談会　今こそパッチテストを！ ……………… 松永 佳世子, 足立 厚子,
　　　　伊藤 明子, 関東 裕美, 鈴木 加余子, 中田 土起丈, 矢上 晶子
- 70　パッチテスト反応を正しく判定しよう！ ………………………………… 鈴木 加余子
- 75　パッチテスト検査説明・同意書／問診票／持参品表（書き方）／検査の流れ
　　　　　　　　　　　　　　　　製作・監修：久野 千枝, 矢上 晶子, 松永 佳世子
　　　◆ http://gakken-mesh.jp/book/detail/9784780909463.html よりテンプレートがダウンロードできます.
- 82　索引

本書は月刊 Visual Dermatology 2016年3月号（Vol.15, No.3）特集「アレルゲン解説書　ジャパニーズスタンダードアレルゲン（2015）」を単行本用に再編集し，加筆を行い，内容を現時点のものに変更したものです．

執筆者一覧

編集

松永　佳世子　　藤田保健衛生大学医学部アレルギー疾患対策医療学

執筆者（本書登場順）

松永　佳世子	藤田保健衛生大学医学部アレルギー疾患対策医療学
永井　晶代	藤田保健衛生大学医学部皮膚科学
鷲崎　久美子	大森町皮ふ科／東邦大学医療センター大森病院皮膚科
齋藤　健太	刈谷豊田総合病院皮膚科
伊藤　崇	東邦大学医療センター大森病院皮膚科
伊藤　明子	新潟大学大学院医歯学総合病院皮膚科
小林　束	藤田保健衛生大学医学部皮膚科学
足立　厚子	兵庫県立加古川医療センター皮膚科
安藤　亜希	藤田保健衛生大学医学部皮膚科学
鈴木　加余子	藤田保健衛生大学坂文種報德會病院総合アレルギー科
関東　裕美	東邦大学医学部皮膚科学第一講座
鶴田　京子	社会医療法人宏潤会大同病院皮膚科
安部　千佳	あべ皮フ科クリニック
小野田　裕子	津島市民病院皮膚科
峠岡　理沙	京都府立医科大学皮膚科
加藤　則人	京都府立医科大学皮膚科
岩田　洋平	藤田保健衛生大学医学部皮膚科学
西岡　和恵	ジョイ皮ふ科クリニック
高山　かおる	埼玉県済生会川口総合病院皮膚科／東京医科歯科大学大学院皮膚科学
沼田　茂樹	藤田保健衛生大学医学部皮膚科学
大迫　順子	大阪市立大学大学院医学研究科皮膚病態学
清水　奈美	大阪市立大学大学院医学研究科皮膚病態学
鶴田　大輔	大阪市立大学大学院医学研究科皮膚病態学
中田　土起丈	昭和大学藤が丘病院皮膚科
矢上　晶子	藤田保健衛生大学坂文種報德會病院総合アレルギー科
久野　千枝	藤田保健衛生大学医学部アレルギー疾患対策講座

総論

原因物質の特定は皮疹・問診・パッチテストで

はじめに

接触皮膚炎とは外来性の物質（主に単純化学物質ですが、ここではラテックスや小麦などの天然タンパクアレルゲンも含みます）が皮膚に接触して生じた皮膚の炎症です。皮膚は外界と直接接する身体の外套であり、さまざまな刺激物質やアレルゲンを防御する免疫最前線の臓器です。したがって、接触皮膚炎が頻度の高い皮膚疾患であることは当然の結果とも思えます。接触皮膚炎は原因を明らかにすることで根治可能です。もちろん、キク栽培農家のキク皮膚炎や美容師さんのヘアダイやパーマのアレルギー性接触皮膚炎などは、原因がわかっても、それを十分避けることができないため、根治はむずかしい場合もあります。

接触皮膚炎は原因を特定し、これを除去すれば、治すことができる疾患だからこそ、これを見逃し、長々とステロイド外用薬の使用や、なかにはステロイドの内服も続けて治療するのは、けっしてまともな医師のなすべき医療ではありません。皮膚科専門医たるもの、接触皮膚炎の原因を特定するスキルを身につけることは基本です。

しかし、かくいう筆者も、40年間の医師生活のなかでは、ヒヤヒヤする落とし穴にはまった経験が多々あるのです。その経験が読者のみなさまのお役に立てばと、本稿では恥を忍んで、ところどころで失敗談もお話ししたいと思います。

接触皮膚炎の分類

接触皮膚炎はその発症機序、職業の関与（職業性、非職業性接触皮膚炎）、原因（例：外用薬、化粧品、金属、植物、家庭用品など）によって分類されています。

発症機序による接触皮膚炎の分類

接触皮膚炎は発症機序において、①特異的な免疫が関与するかしないか、つまり、アレルギーか刺激か、②即時型か遅延型か、③光が関与しているかいないか、以上の3つの観点から次に示す6つのタイプの接触皮膚炎に分類されています[1]。

1）刺激性接触皮膚炎

刺激性接触皮膚炎は非アレルギー性で、化学物質が直接表皮の細胞膜を障害したり、表皮細胞膜にとり込まれて代謝を障害したりする結果生じます。ときには真皮の細胞を障害する結果、表皮細胞に障害が及び皮膚炎を生じる可能性もあります（例：皮膚冷却シートによる皮膚障害）。

皮膚に十分な濃度で、十分な時間接触すれば、直接細胞を障害して皮膚炎を生じる物質を刺激物質と呼びます。刺激物質には絶対的刺激物質（強刺激物質）と相対的刺激物質（弱刺激物質）があります。絶対的刺激物質の代表的な例は強酸や強アルカリです。これが接触すると、誰にでもすぐに紅斑、水疱、壊死、潰瘍などがおこります。相対的刺激物質の代表的な例は界面活性剤や有機溶媒などです。代表的な臨床型として進行性指掌角皮症があります。

2）アレルギー性接触皮膚炎

アレルギー性接触皮膚炎は皮膚に接触した化学物質が生体の免疫機構、感作T細胞を介して間接的に組織を障害するものです。すなわち、特定の化学物質（アレルゲン：分子量が1,000未満、そのうちほとんどが500未満）にあらかじめ感作された個体の皮膚に、同じ化学物質が再び接触したときに皮膚炎を生じます。

臨床症状としては、初回の感作では化学物質が皮膚に付着してから5日後から2週間後に発症しますが、2回目以降の接触では通常12～24時間後に原因化学物質が接触した部位に痒みを伴う紅斑、丘疹、浮腫、小水疱、漿液性丘疹が出現します。重度の場合は漿液性丘疹が融合して水疱化したり、接触部位を超えて皮疹が拡大したり、全身に散布疹を発生することもあります（自家感作性皮膚炎、接触皮膚炎症候群）。

3）光毒性接触皮膚炎

光毒性作用を有する化学物質が皮膚に付着し、作用波長の紫外線が十分に照射されると誰にでも皮膚炎を生じ

ます．代表としてオキソラレンや柑橘類に含まれるソラレン類（フロクマリン）があります．

4）光アレルギー性接触皮膚炎

皮膚に接触した化学物質に光線が作用して，新たに形成された物質で感作して生じる皮膚炎です．原因化学物質が接触した部位のうち露光部に痒みを伴う紅斑，浮腫，丘疹が出現します（光接触皮膚炎型）．代表例としてケトプロフェンなどの光アレルギー性接触皮膚炎があります．

5）非アレルギー性接触蕁麻疹

肥満細胞からヒスタミンを遊離する物質に接触することによって膨疹を生じます．ペルーバルサム，アルコール，塩化コバルトなどが原因物質となります．

6）アレルギー性接触蕁麻疹

ある特定の化学物質に感作された個体の皮膚に，同じ化学物質が再度接触し，経皮吸収されると肥満細胞に結合したIgE抗体と反応し，肥満細胞からヒスタミンなどのケミカルメディエーターが遊離されて局所に膨疹を形成します．重度になると接触部位を超えて膨疹が生じ，気道症状を伴ったり，ショックを生じます（接触蕁麻疹症候群，contact urticaria syndrome）．原因となる物質には抗生物質，クロルヘキシジンなどの単純化学物質，魚介類，ラテックスなどのタンパク抗原があります．

接触皮膚炎に関連した病変

接触皮膚炎は原因物質が接触した部位に限局して生じることが基本ですが，実は接触した部位を越えて皮疹が生じる場合があり，診断をむずかしくしています．この落とし穴を理解しておかなければ，原因の特定に至らないことがあります．その代表的な病態をお話ししましょう．

1）自家感作性皮膚炎

湿疹病変が悪化した場合に，遠隔部位に湿疹病変を多発してくる現象を自家感作性皮膚炎と呼びます．細菌，炎症をおこした皮膚や潰瘍部分からの変性したタンパク，およびアレルゲンの複合作用で生じると考えられています．

2）全身接触皮膚炎

接触アレルギーの成立後に，非経皮的に侵入した同じ，または類似の抗原によって生じる全身の皮膚反応を全身接触皮膚炎（systemic contact dermatitis）と呼びます．

3）原発性内因性接触湿疹

薬剤の全身投与によって薬疹が生じたのちに（内因性），パッチテストをすると陽性になる（接触して湿疹が出る）反応を指します．

4）被刺激性皮膚症候群

急性皮膚炎や広範囲の湿疹病変が存在したり，治癒後間もないときには，外見上正常にみえる皮膚でパッチテストを行っても，非特異的な陽性反応が生じたり，皮疹の再燃悪化を招くことがあります．とくに強陽性のパッチテストと同時に貼布した物質が非特異的に陽性になる現象を被刺激性皮膚症候群（excited skin syndrome, Mitchell and Maibach）といいます．この現象が，パッチテストの判定をしばしばむずかしくします．対策は，強陽性の試料を除いて，あやしい試料を再度パッチテストすることです．

5）接触皮膚炎症候群：contact dermatitis syndrome

須貝哲郎先生はアレルギー性接触皮膚炎を生じた場合に，原因の除去を怠り接触を続けると，アレルゲンが皮膚炎部位より吸収され血行を介して全身に散布され，全身の各所に湿疹や毛孔性紅色丘疹，多形紅斑，血管炎などを伴った症状を生じる場合を接触皮膚炎症候群と呼ぶことを提唱しています．この概念はLachapelle JM, Maibach HI編，Patch Testing and Prick Testing 3rd ed（2012）にAllergic Contact Dermatitis Syndrome Stage 3Aとして詳しく述べられています．

6）Flare up現象

接触皮膚炎が臨床的には目にみえない状態に抑制されている部位が，別の部位で新たな接触アレルギーを惹起することによって顕在化する現象です．シイタケ皮膚炎でflare upしたモーラス®テープによる光接触皮膚炎もその例です．ニッケル皮膚炎を治療した後に，パッチテストをしますと，もとの皮疹が増悪したり，原因物質を再び皮膚に接触させると，いったん消えていたパッチテスト部位が再び陽性になることは稀ではありません．ということは，原因物質を特定し除去し十分な治療を行っていなければ，一度皮疹が出現した部位（たとえば指の湿疹）はたびたび皮疹が再燃する，日常よくみる状態になるわけです．

診断

診断はまず接触皮膚炎であって，他の疾患ではないことを鑑別しなければなりません．鑑別すべき疾患としては個々の臨床型で異なります．

接触皮膚炎の診断はまず疑うことから始まります．皮疹の分布，形態を観察し，発症状況，生活環境，基礎疾

総論　原因物質の特定は皮疹・問診・パッチテストで

表1　部位と主な接触原

皮疹部位		主な接触原
被髪頭部		染毛剤，シャンプー，リンス，ヘアケア製品，帽子，外用薬（抗真菌外用薬など）
顔面	全体	シャンプー，化粧水，乳液，美容液，ファンデーション，クリーム，サンスクリーンクリーム，植物（花など），線香，外用薬（非ステロイド外用薬，ステロイド外用薬ほか）
	眼周囲	ビューラー，ゴーグル，アイシャドー，アイライナー，マスカラ，消毒薬，外用薬（点眼液，眼軟膏など），消毒液，洗眼液，コンタクトレンズ関連製品，アイマスク，ネイルエナメル，花
	頬	頬紅，外用薬（抗菌外用薬，非ステロイド外用薬，ステロイド外用薬など）
	口唇	口紅，リップクリーム，リップグロス，食物，外用薬（ステロイド外用薬，非ステロイド外用薬など）
	口周囲	風船ガム，歯磨，シュノーケル，マスク，食物（マンゴーなど），外用剤
口腔粘膜		歯科金属，歯科用樹脂，消毒薬，外用薬
耳		イヤリング，ピアス，イヤーバンド，イヤーホーン，補聴器，眼鏡のフレーム，染毛剤，外用薬（非ステロイド外用薬，ステロイド外用薬など）
頸部		ネックレス，ペンダント，衣類，シャンプー，リンス，染毛剤，線香，外用薬（非ステロイド外用薬，ステロイド外用薬など）
腋窩		制汗剤，剃毛・脱毛関連製品，衣類，冷却シート，外用薬（抗真菌外用薬など）
体幹		衣類，ブラジャー，バックル，柔軟仕上げ剤，蛍光増白剤，植物，石鹸，ボディソープ，外用薬（非ステロイド外用薬，ステロイド外用薬など）
外陰部		コンドーム，生理用品，外用薬（非ステロイド外用薬，抗真菌外用薬など）
肛門周囲		下剤，坐剤，外用薬
臀部		衣類，便座，家具加工剤，おむつ，外用薬（抗真菌外用薬），水銀疹
前腕		時計，腕輪，植物，サンスクリーン剤，染毛剤，剃毛関連製品，ハンドバック，衣類，職業上接触する物質，外用薬（非ステロイド外用薬など）
手		洗剤，手袋，植物，食物，染毛剤，土，砂，セメント，接着剤，インク，印刷物，マニキュア製品，スポーツ用品，ウエットティッシュ，職業上接触する物質，ハンドル，楽器，外用薬（非ステロイド外用薬など）
下肢		パンティストッキング，靴下止め，衣類，剃毛関連製品，レガーズ，職業上接触する物質，椅子，外用薬（潰瘍治療薬，抗菌外用薬など）
足		靴，靴下，職業上接触する物質，外用薬（抗真菌外用薬など）
創傷部		消毒薬（イソジン®液，ヒビテン®液ほか），外用薬（ゲンタシン®軟膏，バラマイシン®軟膏など）

患，既往歴を詳しく問診し，原因物質を想定し，正しく皮膚テストを行い原因物質を特定します．

1）視診

臨床症状では痒みや痛みの有無，皮疹の分布部位と皮疹の形態を観察します．痒みが強い場合はアレルギー性接触皮膚炎，光アレルギー性接触皮膚炎，そして接触蕁麻疹をまず考えます．痛みが主な自覚症状の場合は刺激性接触皮膚炎を考えます．

（1）皮疹の分布

皮疹の部位と原因物質を表1にまとめました．以下は部位別の注意点や落とし穴を紹介しておきます．

[露光部に一致] 光毒性，光アレルギー性接触皮膚炎を疑います．モーラステープのような貼り薬ではケトプロフェンは2カ月くらいは皮膚に残存しています．原因物質との接触を絶っても，紫外線が照射されると再燃します．遮光が第一の予防になります．

[頭部] 染毛剤の皮膚炎は接触皮膚炎症候群をおこしやすく，慢性汎発性湿疹などといわれて，漫然と治療されていることが少なくありません．全身に湿疹のある高齢者では必ず，頭部の皮疹と毛染めの有無を確認します．酸化染毛剤（主成分がパラフェニレンジアミン等）が原因と特定し，ヘアマニキュアなどに変更すれば一気に全身の湿疹が消え，名医になれることがあります．最近は頭部白癬の高齢者を経験することも多いので，鑑別はしっかりすべきです．

[項部] シャンプーやリンスは洗い流す段階で残る部位，つまり被髪頭部より項部や顔面に皮疹を生じますから，注意が必要です．

[顔面全体] 顔面には落とし穴が沢山あります．エポキシ樹脂，ホルマリンなど空気伝播性アレルゲンや，サクラ草やスギなどの花粉もつきやすい部位です．化粧品と思い込まないことですね．

[眼周囲] 眼瞼は皮膚が薄く，他の顔面皮膚よりアレルゲンが侵入しやすい部位です．また，指で触りやすい部位ですから手についたアレルゲンで眼瞼に接触皮膚炎をおこします．マニキュアも注意．眼軟膏の中ではネオメドロール®EEは硫酸フラジオマイシンを含むために原因外用薬として常に疑う必要があります．眼軟膏の接触皮膚炎は上眼瞼のほうが下眼瞼より広い範囲で皮疹が分布し，点眼液では下眼瞼に皮疹がひどく，下三角形の液が垂れた皮疹を生じることがヒントです．

[口唇] 口唇カンジダ症，口唇ヘルペス，扁平苔癬など接触皮膚炎以外の疾患の鑑別が必要です．また，積極的にパッチテストを行って，原因を特定していくことが大

表2 皮疹型と原因物質

皮疹型	原因物質
湿疹型	ニッケル，クロム，ウルシ，イブプロフェンピコノール，香料など
多形紅斑型	熱帯樹木，植物（サクラ草，毒ツタなど），研究所で使う化学物質（DNCB，diphenylcyclopropenone など），医薬品（ethylenediamine, budesonide, bufexamac など）その他（epoxy resin など）
水疱型	消毒薬（イソジン消毒液など），抗真菌外用薬
色素沈着型	色素（タール色素，蛍光色素ほか），香料，防腐剤，サクラ草など
色素脱失型	（ハイドロキノン，メルカプトアミン，塩化第二筋銀，パラクレゾール，パライソプロピルカテコールナド）
苔癬型	歯科金属（水銀，亜鉛ほか）
光接触皮膚炎	ケトプロフェン，ベンズフェノン，パラアミノ安息香酸
蕁麻疹型	食物（卵白，肉，小麦，エビ，イカ，タコ，果物など），抗菌薬（パンスポリンなど），ラテックス，動物，化粧品（染毛剤，トリートメントなど）
潰瘍型	消毒薬（イソジン消毒液，ヒビテン消毒液など），外用薬（パラマイシン®軟膏，ゲンタマイシン軟膏，テラジア®パスタなと）

切であり，鑑別診断には必須です．正しく診断しないと食事ができない，しみるなど，患者さんの負担は大きいと考えてください．

[口周囲] 果物やドレッシングなどの接触蕁麻疹の生じやすい部位です．パッチテストだけではなく，プリックテストを行うことを勧めます．

[耳介] 耳介には脂漏性湿疹，乾癬などが生じます．これに外用している薬剤の接触皮膚炎もしばしば経験します．最近は眼鏡の先セルの色素や合成樹脂の硬化剤によるアレルギー性接触皮膚炎をよく経験します．鼻の部分に皮疹が一緒にあれば，フタル酸などの樹脂硬化剤，耳介上部だけなら，先セルの色素あるいは金属が原因の可能性が大です．

[頸部] 顔と同じように花粉やエポキシ樹脂などの空気伝播性アレルゲンに注意が必要です．

[体幹] サクラ草皮膚炎の例のように，裸で鉢を抱いて動かすなど，ちょっとした落とし穴に注意が必要です．接触皮膚炎症候群では，最初に皮疹が出現した部位が診断の決め手です．

[手] 職業と関連したアレルゲンが多種あります．また，手は食物や動物などによる接触蕁麻疹が隠されています．パッチテストとプリックテストの両方を行うことに留意してください．また，本人が自分のために外用している薬ではなく，子どもや介護しなければならない人に外用している薬による接触皮膚炎は手掌にみられます．筆者はパッチテストをしてはじめて，子どもに外用していたアンダーム®（ブフェキサマク）軟膏による手のアレルギー性接触皮膚炎を経験し，"アンダーム軟膏は使っていません"という答えが返ってきた最初の問診が十分でなかったことを痛感した経験があります．

[陰股部] 人には隠しておきたい部位ですから，市販の外用薬などで治療した複雑な症例が受診します．問診に時間をとり原因物質を推定する必要があります．密封される部位であること，皮膚が薄く，経皮吸収が容易である点も注意しましょう．

[大腿] 大腿には切削油の接触皮膚炎が好発します．油性のものでは毛嚢炎の形をとります．作業に慣れない，春から夏におこります．

[下腿] 下腿は潰瘍の好発部位です．潰瘍の治療中に消毒薬，外用剤などで潰瘍周囲に湿疹が出現したり，潰瘍自体が治癒しない場合はパッチテストで原因を特定しましょう．

[足] 足は靴の接着剤や，抗真菌外用薬などの接触皮膚炎の好発部位です．

(2) 皮疹の形態

次の手がかりは皮疹の形態です．表2に皮疹型と原因物質をまとめました．

[湿疹型] アレルギー性接触皮膚炎と光アレルギー性接触皮膚炎では，通常この型をとります．接触皮膚炎のほとんどが湿疹型を示します．痒みを伴い，紅斑，丘疹，小水疱（漿液性丘疹）を認めます．

[多形紅斑型] ブデソニド，ブフェキサマク，塩酸ジブカインなどの強感作をおこす薬剤を含む外用薬を連続塗布した場合や，サクラ草による強感作などでみられます．表皮の変化もあるのですが，真皮の充血と浮腫が強く，基底層の液状変性を認めるなど，多形紅斑の組織と類似した所見を示します．

[水疱型] 痒みを伴わず痛みを訴える水疱病変は刺激性接触皮膚炎，光毒性接触皮膚炎を考えます．痒みを伴う水疱形成は，強いアレルギー反応においてみられます．

総論　原因物質の特定は皮疹・問診・パッチテストで

これらの例では，漿液性丘疹が周囲に存在し，その一部が癒合して水疱となっていることを見逃さないようにしましょう．

[色素沈着型] アゾ色素や香料が原因としてよく知られています．顔面に生じる場合は（女子）顔面黒皮症と呼ばれています．色素沈着性接触皮膚炎とも呼ばれます．ε-アミノカプロン酸，界面活性剤のめずらしい例がこれまでに報告されています．後者は原因は特定できていませんが，組織は扁平苔癬に一致しています．組織学的色素失調を来す場合は，扁平苔癬型組織反応がみられる場合と，海綿状態と表皮のメラニンの増加の2つに伴って一部に液状変性がある場合，慢性の刺激性接触皮膚炎で表皮肥厚と表皮内メラニンの増加からメラニンが真皮に排泄される場合の3つがあります．苔癬型黒皮症は網目状の紫灰色斑，湿疹型黒皮症はびまん性紫褐色斑，慢性刺激型黒皮症は表皮が粗糙で黒紫色斑を呈します．この分類でいくと，イヌ用シャンプーによる接触皮膚炎は苔癬型黒皮症，点眼液による色素沈着型接触皮膚炎は湿疹型黒皮症を疑います．

[色素脱失型] フェノール化合物などによってメラノサイトが傷害され発症します．

[苔癬型] 口腔内に白色レース状の扁平苔癬をみた時には，歯科金属のアレルギーも疑います．ただしB型あるいはC型肝炎に伴う場合や原因が特定できないこともあります．

[光接触皮膚炎型] さまざまな臨床型を示しますが，すべての皮疹が露光部に限られる場合は，光接触皮膚炎を疑います．

[蕁麻疹型] 診察するときには消失していることが多いのですが，発症時の膨疹の有無と持続時間を聴取することが手がかりになります．魚介類，レタスなどの野菜，犬の唾液，ゴム手袋に含まれるラテックスなどが原因となります．

接触蕁麻疹ではまずはじめに原因アレルゲンが接触した部位のみに膨疹が出現することから，通常の全身の蕁麻疹に比べて皮疹型が膨疹として認識されるより，少し消褪し始めた時期にみられる浮腫性紅斑として医師の前にくることが多いようです．

[潰瘍（形成・増悪・周囲）型] アクリノール，イソジン®消毒薬などでおこります．潰瘍が遷延拡大することがあります．テラジア®パスタの症例は基剤の性質からくるのではないかと考えていますが，詳細は不明です．

2）問診

(1) 発症状況：いつから，どの部位から，痒みは，痛みは，外用薬の使用歴は，外出，趣味，旅行歴などについて詳しく聞きます．

(2) 合併症：外用薬を使用する基礎疾患，検査や投薬を受けた基礎疾患を聞きます．

(3) 既往歴：かぶれたことはないか，薬疹の既往はないか聞きます．

(4) 生活環境：新築，新しい家具の購入，動物飼育，化粧品や家庭用品の購入や変更，装身具の使用，染毛剤の施行などを聞きます．

(5) 職業：美容師，調理師，工具，医療関係者など情報は重要です．とくに手の接触皮膚炎では同じ職場で同じような症状を示している人がいないかも聞きましょう．できれば，職場を見学させてもらうと原因がすぐに特定できる場合も経験します．

(6) 趣味：園芸，革細工，漆工芸，ゴルフ（革製手袋）などを聞きます．

3）病理検査

典型的な湿疹反応から逸脱した形態（例：多形紅斑型，色素沈着型，苔癬型）の場合や他疾患との鑑別を要する皮疹型においては，確定診断のために，組織検査が必要な場合があります．例：全身性エリテマトーデス，好酸球性膿疱性毛包炎などとの鑑別．

4) *in vitro* テスト

接触蕁麻疹の原因を知るために特異IgE抗体（CAP-RAST, AlaSTATなど）の検査が有用です．ただし，偽陰性・偽陽性があるために，確定診断には皮膚テスト，場合によっては誘発テストも必要です．遅延型アレルギーには信頼できて保険適応のある *in vitro* 検査はまだないのが現状です．

5) 皮膚テスト

皮膚テストにはオープンテスト，プリックテスト，セミオープンテスト，クローズドテスト，光パッチテスト，使用テストがあります．

パッチテスト

1) パッチテストとは

パッチテストは免疫学が進歩し，さまざまな *in vitro* の検査法が発達した今日においても，アレルギー性接触皮膚炎の原因を実証する唯一科学的な方法です．

パッチテストを的確に行うには標準化された方法で行

う必要があり，とくにパッチテスト試料は正しい濃度と基剤で行うことが重要です．

2）皮膚テストの種類

パッチテストとは，狭義にはパッチ（貼布）という言葉が示すとおり，布あるいはアルミの皿などを絆創膏の上に付けたパッチテストユニットで貼る検査を指します．

接触アレルギーを検査する皮膚テストとしては，このパッチテストユニットを使用しない方法もあります．これには，オープンテスト，セミオープンテスト，repeated open application test（ROAT），使用テストがあります．まずこれら狭義のパッチテストに入らない方法から簡単に説明を加えましょう．

(1) オープンテスト

刺激性が高いと考えられるのですが，直接皮膚に触れている物質を検査する場合，また即時型反応を検査する場合に使用される密封しない検査法です．物質によっては，蒸留水，白色ワセリンなどで稀釈した試料で行いますが，通常はそのままの濃度で検査します．被験物質を直径2 cmの円形に塗布し，20〜30分後に紅斑ないしは膨疹が出現していないか判定します．判定後，過剰の被験物質はガーゼで軽く押さえて除去し，さらに24時間，48時間，72時間後に紅斑，浮腫，丘疹，小水疱などの湿疹反応が出現していないか判定します．オープンテスト直後に痛みや強い紅斑反応を認めた場合は強刺激物質と考え，ただちに蒸留水，エタノールないしはアセトンで丁寧に除去する必要があります．

(2) セミオープンテスト

シャンプーやリンスなどの洗浄剤（界面活性剤が高い濃度で含まれる製剤）や化粧水，乳液などの液体の製品を1 cm^{2}の面積に微量塗布し完全に乾燥したのちにアクリル系絆創膏を上に貼ります．貼布部位は接触蕁麻疹が出現しないか20分は観察し，48時間後に絆創膏を除去し，除去後1時間30分および貼付後72時間，さらに1週間後に判定します．

(3) ROAT

まず，肘窩に1日2回被験物質を反応が出現するまで，あるいはしなくても5日間は連続して塗布し，紅斑，浮腫，丘疹がないか判定します．もし，反応がなければ接触皮膚炎を惹起した部位に同様の方法で被験物質を塗布します．この方法はアトピー性皮膚炎などにおいて背部に湿疹病変があり，パッチテストが困難な場合に原因物質を確認したり，使用可能な製品のスクリーニングに有用です．また，パッチテストの反応が疑陽性の場合に確認試験として施行します．患者が自分の目で反応を確認することができ，通院する回数が少なくてすみ，簡便ですが，一度に2種しか検査できません．

(4) プリックテスト

即時型アレルギー反応に有用な検査であり，アレルギー性接触蕁麻疹の確定診断に活用しています．アレルゲンを前腕屈側に1滴置き，滅菌済みプリックランセットで皮面に対して90°の角度でアレルゲン液を貫いて静かに刺します．ただちにペーパータオルかティッシュでアレルゲン液を拭きとります．新鮮材料をテストする場合は prick-prick method で行います．これは新鮮な果物などを刺したプリックランセットをそのまま皮膚に刺します．15分後に膨疹の直径（最長径とその垂直な径の平均値）を測定します．陽性コントロールとして，二塩酸ヒスタミン 10 mg/ml，陰性コントロールとして生理食塩水を用います．ヒスタミンの反応に等しい反応を ++，ヒスタミンの半分に等しい反応を ++，これより小さく，陰性コントロールより大きい反応を +，陰性コントロールと等しい反応は −，ヒスタミンの2倍以上の反応を +++ とします．プリックテストの反応が3 mm以上の膨疹ないしは ++ 以上の反応を陽性とします．プリックテストなど即時型反応は抗ヒスタミン剤の内服は3日間ウォッシュアウトし施行します．陽性コントロールの二塩酸ヒスタミンの直径が4 mm未満の場合は再検します．

3）単純パッチテスト

単純パッチテストとは狭義のパッチテストを指します．遅延型の接触アレルギーを確認するために施行される主なテストです．

(1) 貼布時間：48時間 closed test
(2) 貼布部位：背部（傍脊椎部）がもっとも感度がよい部位です．皮膚病変のない正常な皮膚に行うことを原則とします．

当科では，パッチテスト時には塩酸アゼラスチンの内服，プレドニゾロン 20mg 以上の内服，シクロスポリンの内服は禁忌としています．ステロイドの外用は3日間の外用中止期間をおいて貼布しています．

(3) パッチテストユニット

通常は Finn Chamber® on Scanpor®（SmartPractice）を用います．Finn Chamber はごく稀に金属アルミニウムによる接触アレルギーを生じたり，一部の金属アレル

総論　原因物質の特定は皮疹・問診・パッチテストで

ゲンとアルミニウムが反応して刺激反応を生じることがあります．そこで金属アレルゲンを貼布する場合は不織布や濾紙製などのユニットを使用します．パッチテスター「トリイ」（鳥居薬品），Finn Chamber（PP）（SmartPractice）また，プラスチックのチャンバーを使用したallergEAZE®（SmartPractice）も溶液を貼布する場合に簡便です．

(4) 判定時間

パッチテストユニット除去後1時間以上，当科では1時間30分後に第1回目の判定を行い，2回目以降は72時間ないしは96時間，および1週間後に判定します．とくに，金属アレルゲンの刺激反応とアレルギー反応の鑑別，ステロイド主薬，アミノグリコシド系抗生物質の反応のように陽性反応が遅く出現する場合は1週間後の判定が必須です．

(5) パッチテストの判定基準

パッチテストの判定基準はICDRG基準と本邦基準があります（表3）．ICDRG基準はアレルギー反応の有無を明確にする基準で，本邦基準のほうは刺激反応とアレルギー反応の両者を合わせて判定する基準になります．

ICDRG基準では72時間判定で+以上を陽性と判定します．

(6) 持参品のパッチテスト方法

以下に代表的な製品や接触物質の貼布濃度と方法を述べます．

[外用薬] ゲル製品はクローズドテストすると刺激になりますから，オープンテストします．湿布剤やテープ剤はそのまま2×2 cm大に48時間貼布します．その他の軟膏やクリームはそのまま貼布します．

[殺菌消毒薬] 原則としては使用濃度で貼布します．刺激性のある消毒薬については使用濃度でのオープンテスト，セミオープンテスト，使用テストも有用です．

[点眼液] そのままの濃度で貼布します．経皮吸収が悪い製剤がありますから，単純パッチテストと同時にスクラッチパッチテストを行います．スクラッチパッチテストは貼布部位に真一文字に出血しない程度に針で傷をつけた上にパッチテストします．

[植物] 葉と花はすりつぶし，茎と厚い葉は薄切りし貼布します．サクラ草など強感作物質は短時間貼るか，10%水溶液ないしはエタノール，アセトンで抽出液をつくり，パッチテストによって感作しないよう注意が必要です．

表3　パッチテスト判定基準

本邦		ICDRG	
−	反応なし	−	反応なし
±	軽度の紅斑	+?	紅斑のみ
+	紅斑	+	紅斑+浸潤，丘疹
++	紅斑+浮腫，丘疹	++	紅斑+浸潤+丘疹+小水疱
+++	紅斑+浮腫+丘疹+小水疱	+++	大水疱
++++	大水疱	IR	刺激反応
		N	施行せず

[化粧品] シャンプー，石鹸，洗顔料は1% aq.で，リンスは1%ないしは10% aq.で貼布します．ヘアダイ，パーマ液，脱毛クリームなどは，オープンテストします．揮発性の製品もオープンテストします．これらは，そのままセミオープンテストしても結構です．クレンジングクリームは洗顔料の表示がなければそのままで貼布します．その他の化粧品はそのまま貼布します．

[食品] そのまま貼布します．

[農薬] 使用濃度ないしは10倍希釈のワセリン，水ないしは親水ワセリン基剤で貼布します．おおむね0.1〜1%濃度になります．

[金属] ヤスリで削りパッチテストします．

[衣類] 布を細かく切り，白色ワセリンをのりに使ってFinn chamberに詰めて貼布します．

[洗浄剤] 1% aq.または0.1% aq.で貼布します．

[工業用化学物質] 原則として内容が不明のものは貼布しません．工業用化学物質は成分をあらかじめ調査し，貼布濃度と基剤を決める必要があります．

6) アレルゲン

代表的なパッチテスト用アレルゲンは数社から市販されており，わが国で入手できるものは以下のとおりです．

(1) パッチテストパネル®（S）（佐藤製薬）

(2) 鳥居薬品パッチテスト試薬：液10品目，軟膏13品目，パッチテスト試薬金属：17品目（薬価収載）

海外から輸入できるのは以下のとおりです．

(3) Chemotechnique Diagnostics AB（Sweden）

(4) AllergEAZE（旧Brial, Trolab）アレルゲン
AllergEAZEはSmartPractice Canadaより入手可能です（輸入代行：スマートプラクティスジャパン Tel: 046-200-5618）

パッチテストを初めて施行する場合に最低必要なアレルゲンはパッチテストパネル®（S）と塩化第二水銀，

ウルシオール（鳥居薬品）からなるジャパニーズスタンダードアレルゲンであり，鳥居薬品のパッチテスト試薬金属があれば，便利です．

入手できない成分や製品の各種成分については参考文献を熟読し，自作しますが，よくわからないものは感作する危険性があるので貼布しないことが原則です．

7) パッチテスト反応の解釈

パッチテスト反応が陽性であった場合は①現在の皮膚炎の原因か増悪因子か，②以前の皮膚炎の原因か，増悪因子か，③関係ない交差反応などか，解釈する必要があります．

パッチテストの反応が陰性であっても，すぐにアレルギーではないとはいえず，正しくパッチテストがなされたか再考する必要があります．

8) 光パッチテスト

光パッチテストは同一のアレルゲンを傍脊椎部に左右対象に貼り，24時間後に一方のパッチテストを除去し最少紅斑量の1/2を照射します．通常はUVAを3～6 J/cm^2 照射し，再び遮光し，48時間後と72時間後および1週間後に両者の反応を比較して判定します．

9) パッチテストの問題点

パッチテストには偽陰性反応と偽陽性反応，および好ましくない反応があります．偽陰性反応は接触アレルギーがあるのに陰性と思われる反応を呈することを指します．原因物質を貼布していない場合が最大の偽陰性?! です．偽陽性反応は接触アレルギーがないのに陽性と思われる反応を呈することを指します．とくに強い陽性反応を呈したアレルゲンの近傍で非特異的に陽性反応が惹起される excited skin syndrome は注意すべきです．

パッチテストには以下のような好ましくない反応が生じます．①感作することがあります．強アレルゲンを濃い濃度で閉鎖貼布するとおこります．サクラ草を48時間閉鎖貼布した場合，Y-204を1％あるいは0.5％白色ワセリン基剤で貼布した時にしばしば経験します．②刺激反応．パッチテストでは好ましくない反応です．持参品や金属アレルゲンではしばしば鑑別を要します．③皮膚炎を再燃させることがあります．ニッケルアレルギーではパッチテストによって以前に皮疹の存在した部位に再燃現象をおこすことがあります．④陽性反応が持続する場合があります．塩化金酸のパッチテスト部位は1カ月以上続く肉芽腫反応をおこした経験があります．⑤即時型アレルギーではパッチテストでアナフィラキシーをおこす可能性があります．⑥色素沈着や色素脱失を来す場合があります．とくに黒皮症の原因アレルゲンであるSudan-IやY-204では色素沈着を多く経験します．⑦膿疱性パッチテスト反応は金属アレルゲンの刺激反応として認められます．

さいごに一言

皮疹をしっかりみることは，皮膚科医の得意とするところです．皮疹型を鑑別する力やパッチテストを判定する力は，実は医師の間でばらつきがあります．教育によって向上するのですが，接触皮膚炎の原因を特定していくことは皮膚病理を読むことと同じように，推理と実証の二つがあってなし得ることだと思います．筆者の経験が読者のお役に立つことを願っています．

文献

1) 片山一朗：J. Visual Dermatol 1 (4)：426-434, 2002

（松永　佳世子）

●本総論は Visual Dermatology 2002年7月号（Vol.1, No.4）掲載の総論を単行本用に再編集し，加筆しました．

Part1. パッチテストパネル® (S)-1

硫酸ニッケル

No.1　パッチテストパネル® (S)-1

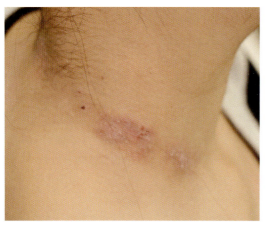

症例1：22歳, 女性. 2013年1月初診
ネックレスが接触する部位に一致して, 浸潤を触れる紅斑, 丘疹を認めた.

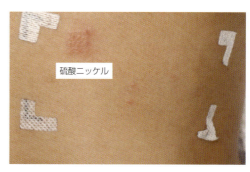

症例1：パッチテスト結果（72時間後）
硫酸ニッケルの貼布部位に紅斑, 丘疹, 浸潤を認めた.

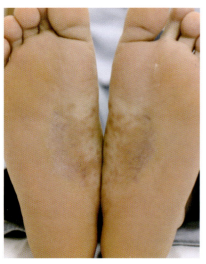

症例2：49歳男性. 2007年10月初診
足底に紫紅色の丘疹が密集して認められ, 皮膚生検にて扁平苔癬と診断した.

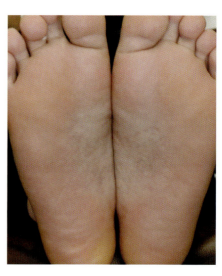

症例2：初診7カ月後の臨床像
パッチテストの結果, 硫酸ニッケルに強陽性を示した. 歯科金属にはニッケルは含まれていなかったが, 腰痛のために週1回ステンレスの針で鍼治療を行っていることがわかり中止したところ, 初診5カ月後には皮疹は完全に消褪した.

臨床像の特徴

ニッケルを含有した製品が皮膚に直接接触しておきる接触皮膚炎と, 食品や歯科金属に含まれた微量金属が体内に吸収されて発症する全身型金属アレルギーがある.

接触皮膚炎の場合, 時計の文字盤裏面やブレスレットが触れる手首, ネックレスによる頸部, ピアスやイヤリングによる耳垂, ビューラーによる眼瞼, バックルによる臍周囲など, 装飾品や日用品が皮膚に触れる部位が好発部位となる.

全身型金属アレルギーは, 異汗性湿疹や掌蹠膿疱症, 多形慢性痒疹, 貨幣状湿疹などとして生じることがあり, これらを診た場合はニッケルが原因である可能性も考慮するとよい.

パッチテストの反応と読み方のコツ

ニッケルを含め, 金属アレルゲンには遅れて陽性となるものがあり, 1週間後まで判定をする必要がある. また刺激反応が出現することがあるため, 判定には注意が必要である.

ニッケルの感作者では, パッチテストでパラジウムにも陽性となる例が多い.

● 硫酸ニッケルとは

硫酸ニッケル（Nickel [Ⅱ] sulfate，化学式 $NiSO_4$）はニッケルの硫酸塩で，無水塩は緑黄結晶である．水に溶けやすく，水溶液は酸性を示す．

ニッケルメッキや合金に用いられ，装飾品などに含まれるほか，食品中にも存在する．

● ニッケルを含む製品

金属 ニッケル合金製品（18金でもニッケルを含むことがある），ニッケル硬貨（50円玉，100円玉，500円玉），歯科金属，ステンレス製品，ステンレス製医療機器（プレート，ペースメーカー，人工弁，注射器など），陶磁器，磁石，塗料，ガラス，エナメル，形状記憶合金など．

食品 缶詰，牡蠣，緑黄色野菜，ココア，チョコレート，蕎麦，海苔，オートミール，紅茶，ナッツ類，豆類など．

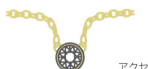
アクセサリー

ニッケル硬貨

ナッツ類

●患者さんへの生活指導
ニッケルを含む装飾品や，ステンレス製品などへの接触を避けるように指導する．全身の痒みや痒疹，掌蹠膿疱症，異汗性湿疹の患者には，ニッケルを多く含む食品の摂取を制限するように指導する．

●患者さんへの有益情報
ニッケルが含まれているかを調べるものとして，reveal & conceal ニッケルスポットテスター（Smart Practice 社［米国］）がある（**右図**）．これは検知液とコーティング液がセットになっている製品で，まず調べたい金属に検知液を塗りつけ，ピンク色に変化すればニッケルが含まれていることがわかるものである．ニッケルが検知されたらクリアコートを塗布し，コーティングする．

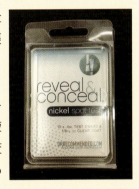

●盲点・注意点
ニッケルはパッチテストで刺激反応が出ることがあるため，判定が紛らわしい場合には再度検査をしたり，他社製のアレルゲンでパッチテストを施行したりして，確認をすることが必要である．

Dr. K・M's comment
金属のパッチテストは再現性が高くないけれど，ニッケルはもっとも高い金属で7〜8割．パッチテストの結果が納得がいかない時は要再検査．異汗性湿疹，掌蹠膿疱症，扁平苔癬と金属の関連性は経過を観察し十分な検討が重要．

Key words
金属アレルギー，掌蹠膿疱症

（永井　晶代，松永　佳世子）

Part1. パッチテストパネル® (S)-1

ラノリンアルコール

No.2 パッチテストパネル® (S)-1

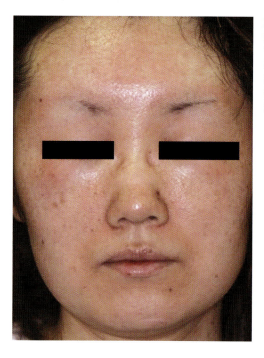

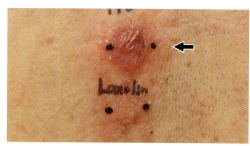

32歳，女性．2007年6月初診
ラノリンアルコール含有クリーム使用後6日目から，顔面に痒みが出現．びまん性の紅斑，浮腫に，漿液性丘疹が混在している．

パッチテスト結果（72時間後）
成分のラノリンアルコールでICDRG基準で2+の陽性（➡）．

臨床像の特徴

ラノリンアルコールが入っている化粧品や外用薬の接触した部位を中心に，さまざまな程度の紅斑，丘疹や水疱が出現する．

クリームや乳液などの化粧品が原因のものでは，比較的境界明瞭な紅斑が顔面・頸部などの使用部位に出現する．リップクリームや口紅による接触口唇炎は，乾燥や亀裂などの軽微な症状が多く，水疱や浮腫は少ない．コンディショナーやトリートメントなどによるものは，耳介後部，髪際部や頸部にかけて皮疹が目立つ．外用薬が原因で，それを潰瘍や皮疹などに使用した場合，周囲に発赤，丘疹と痒みを伴う．

パッチテストの反応と読み方のコツ

ラノリンは組成が複雑でアレルゲンの同定がされていないが，標準アレルゲンとして30%ラノリンアルコールpet. が使用されている．

ラノリン含有製品のうち，ステロイド外用薬の製品 as is の反応は，ステロイドの抗炎症作用のため陰性になることがあり，72時間判定のほかに1週間後の判定が必要となる．

文献

1) 鈴木加余子ほか : J Environ Dermatol Cutan Allergol 9: 101, 2015
2) 大沼すみほか : 臨皮 51: 597, 1997
3) ラノリンパッチテスト研究班 : 西日皮膚 47: 864, 1985
4) 宮地良樹ほか 編 : 美容皮膚科学 第1版, 南山堂, p.146, 2005

● ラノリンアルコールとは

ラノリンは羊毛に付着している皮脂分泌物から得られる物質で，脂肪酸とアルコールが結合してできる数種類のエステルの混合物である．また，ラノリンアルコールはラノリンを鹸化分解して得られる脂環系アルコールである．水の吸収性がよく，乳化性に優れ，また皮膚に対する親和性もよいため，精製ラノリンやその誘導体が化粧品や皮膚外用薬に使用されている．

● ラノリンを含む製品

化粧品・スキンケア製品　クリーム，乳液，クレンジング剤，口紅，リップクリーム，ファンデーション，ボディークリーム，ヘアコンディショナー，ヘアトリートメント，ベビーオイルなど．

外用薬　メサデルム®軟膏，トプシム®軟膏，ヒルドイド®クリーム，ヒルドイド®ローション，エキザルベ®，アズノール®，ソフラチュール®，アクロマイシン®軟膏，ネオメドロール®EE軟膏，タリビット®眼軟膏，プロクトセディル®軟膏，ポステリザン®軟膏，フェミニーナ®軟膏など．

工業用品　家具の艶出し，金属のさび止め，切削油の乳化剤，ワックス．

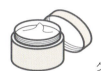
クリーム

外用薬

●**患者さんへの生活指導**　化粧品や外用薬など日用品に多く使用されているので，ラノリンの配合されていない製品を確認して使用する．ラノリンに代わる基剤としてグリセリン，サラシミツロウ，エステルガム，スクワレン，高分子脂肪酸エステルなどがある．また，安定剤，乳化剤や粘稠剤としての用途に関しても，ほかに多くの成分があるため，代替品を探しやすい．

●**注意点**　1970年代にステロイド外用薬中の還元ラノリンによるアレルギーが多数報告されたが，その後，低アレルギーラノリンの開発も進みパッチテスト陽性率は2%程度で推移している[1]．しかし，アトピー性皮膚炎，うっ滞性皮膚炎，下腿潰瘍など，バリア機能の欠如した皮膚に使用すると接触皮膚炎をおこしやすいため，皮疹が難治化や悪化する場合は，積極的にパッチテストをすることが重要である．

また，口唇炎は乾燥・落屑など軽微な症状のことも多いため，原因が明らかにされないまま，ステロイド外用をしながら原因であるリップクリームや口紅の継続使用をしている例もめずらしくなく，注意が必要である．

ラノリンの標準アレルゲンはラノリンアルコールであるが，感作物質が明らかになっていないため，ラノリン製剤の接触皮膚炎の原因の証明にはラノリンアルコールのほかに，精製ラノリンや還元ラノリンのパッチテストを同時に行うことを推奨している報告もある[2,3]．

●**情報**　本邦化粧品には現在，還元ラノリンは自主規制され使用されていないが，欧米ではいまだ使用されている[4]．

Dr. K・M's comment

ラノリンは化粧品，医薬部外品，医薬外用薬など多くのものに含まれており，これらが，治療に使われるので，毎日きちんと塗ることになる．パッチテストの反応も強陽性だね．この症例は，使っていたクリームで感作されたようですね．

Key words
ラノリンアルコール，クリーム，アレルギー性接触皮膚炎

（鷲崎　久美子）

Part1. パッチテストパネル® (S)-1

No.3 パッチテストパネル® (S)-1

フラジオマイシン硫酸塩

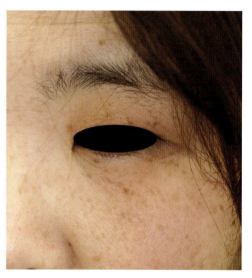

35歳, 女性. 当院初診時臨床像
左上眼瞼が軽度腫脹したため, 近医を受診. その後悪化したため, 当科を受診した.

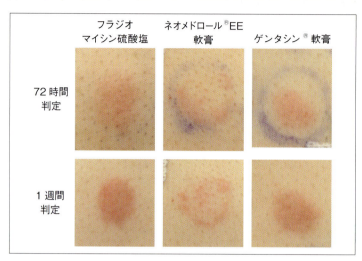

パッチテスト結果（72時間後, 1週間後）
上段：72時間判定はフラジオマイシン硫酸塩の貼布部位に明らかな紅斑がみられ, 同時に貼布したネオメドロール®EE軟膏, ゲンタシン®軟膏に対しても紅斑を生じた.
下段：1週間判定では, すべてに著明な紅斑と浮腫を認めた.

表　フラジオマイシン硫酸塩と交差反応をおこす可能性のある薬剤

分類	製品名	形状	製薬会社名	分類	製品名	形状	製薬会社名
副腎皮質ステロイド薬	リンデロン®A	軟膏剤	塩野義製薬	抗生剤	アクロマイシン®	軟膏剤	ポーラファルマ
	デルモラン®F		佐藤製薬		クロマイ®-P		第一三共
	フルコート®F		田辺三菱製薬		バラマイシン®		東洋製薬化成
	ネオメドロール®EE		ファイザー		テラマイシン®		陽進堂
	強力レスタミンコーチゾンコーワ	軟膏・液剤	興和		ハイセチンP		富士製薬
					クロロマイセチン®	軟膏・液剤	第一三共
	ベトネベート®N	軟膏・クリーム剤	グラクソ・スミスクライン		ソフラチュール®	貼付剤	サノフィ
	ベルベゾロン®F	液剤	日本点滴薬研究所	痔疾患治療	ヘモレックス	軟膏剤	ジェイドルフ製薬
	エアゾリン®D1	噴霧剤	武田薬品工業		プロクトセディル®	座・軟膏剤	味の素製薬

臨床像の特徴

　フラジオマイシン硫酸塩は, ステロイド外用薬, 点眼薬などに多数使用されている. これらの製剤による治療を継続することで, 気がつかない間に感作され接触皮膚炎が生じた場合, 元の炎症の治癒は遷延するため, 患者自身は気がつかずに長期に外用を続けることが多い.
　フラジオマイシン硫酸塩に感作されると, 眼瞼周囲では均等に拡がる紅斑, 浸潤, 丘疹, 顔面の腫脹を認め, 難治性となる. うっ滞性皮膚炎や皮膚潰瘍に対してフラジオマイシン硫酸塩配合薬を外用すれば, 創傷治癒が遷延するだけでなく, 創部の悪化や創周囲の丘疹, 紅斑, びらんなどの症状を認める.

パッチテストの反応と読み方のコツ

　フラジオマイシン硫酸塩は, 陽性反応が出るのが72時間判定時よりも遅いため, 1週間まで観察し, 判定することが重要である. 森田ら[1]はフラジオマイシン硫酸塩

●フラジオマイシン硫酸塩とは

　フラジオマイシン硫酸塩はアミノグリコシド系抗菌薬であり，ゲンタマイシン硫酸塩，カナマイシン一硫酸塩と同じ分類である．アミノグリコシド系抗菌薬は基本構造骨格が類似しており，交差反応をおこしやすい．そのためフラジオマイシン硫酸塩に感作された人の約半数は，ゲンタマイシン硫酸塩などにも過敏性を示すとされている．
　交差反応の頻度は硫酸パラモマイシンが66〜97％でもっとも高く，次いでゲンタマイシン硫酸塩（40〜66％），カナマイシン一硫酸塩（43〜60％），トブラマイシン（25〜65％）である．

● フラジオマイシン硫酸塩を含む製品

医薬品　抗菌薬，副腎皮質ステロイド薬，痔疾患治療薬として多くの外用薬・点眼薬に配合されている．表に示すように軟膏剤・液剤・貼布剤・噴霧剤としてさまざまな剤形で使用され，市販薬にも多く含有されている．

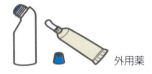 外用薬
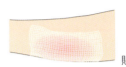 貼布剤

●患者さんへの生活指導

うっ滞性皮膚炎，潰瘍，外耳道炎，眼瞼炎などに対して，フラジオマイシン硫酸塩配合製剤を長期間使用したことがある患者さんは感作されている可能性があり，継続使用した場合，紅斑，腫脹，熱感のアレルギー反応を惹起させる場合があること，一定期間外用を継続しても創部が治らない場合，病院を受診すること，またそれまで使用を中止してもらうよう伝える．さらに，一度感作されてしまうとアレルギー反応は一生続くため，今後フラジオマシン硫酸塩の配合された製剤をいっさい使用しないことを説明する．また表で示した，フラジオマイシン硫酸塩と交差反応をおこす可能性のある成分が配合された薬剤も使用しないよう注意が必要であることも指導する．

●注意点

フラジオマイシン硫酸塩の外用薬中の濃度は0.35〜0.7％であるが，パッチテストの至適貼布濃度は20％pet.である．そのためパッチテストを行う際に製剤 as is のみで貼布すると，陽性反応を惹起することができず，偽陰性を生じる可能性がある．

●情報

眼瞼接触皮膚炎の原因は，海外では香料やニッケルなどの症例報告が多いのに対して，伊佐美ら[2]は30例中16例でフラジオマイシン硫酸塩が原因であったと報告した．とくに眼軟膏であるネオメドロール®EE軟膏によるものが多いとされている．

に陽性を示した24例のうち13例（54％）が72時間までは陰性で，1週間後に初めて陽性反応を呈したと報告している．

文献

1）森田雄介ほか：日皮会誌 123: 1283, 2013
2）伊佐美真実子ほか：日皮会誌 122: 739, 2012

Dr. K・M's comment

硫酸フラジオマイシンのパッチテスト至適濃度が20％pet.．2012年の陽性率は7％でまだ増えている．ネオメドロール®EEは，医薬外用薬の原因製品ではトップ．製品には0.35％配合で陰性の時もあり注意．上＞下の眼瞼に紅斑と浸潤があるから，すぐわかるね．

Key words
接触皮膚炎，交差反応

（齋藤　健太，松永　佳世子）

Part1. パッチテストパネル® (S)-1

重クロム酸カリウム

No.4 パッチテストパネル® (S)-1

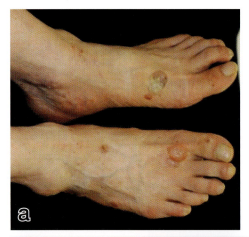

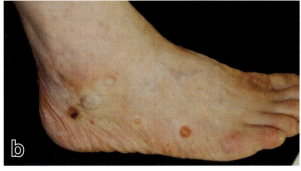

55歳，男性．2012年6月初診（bは文献1より転載）
(a) 両足背部および (b) 右外踝に，緊満性水疱が散在している．

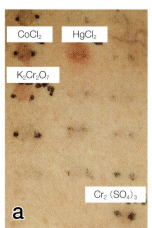

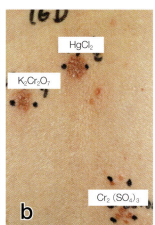

パッチテスト結果
(a) 72時間後：$K_2Cr_2O_7$ はICDRG 2＋の強陽性であった．同時に貼布した $Cr_2(SO_4)_3$, $CoCl_2$, $HgCl_2$ も陽性であった．
(b) 16日後：$K_2Cr_2O_7$ は陽性反応が持続していた．同時に貼布した $Cr_2(SO_4)_3$, $HgCl_2$ も陽性反応が持続していたが，$CoCl_2$ は陰性となっていた．

臨床像の特徴（皮疹の特徴・好発部位など）

クロムアレルギーは接触部位に紅斑・丘疹・水疱形成を来すことが多く，瘙痒感も強い．金属加工業をはじめとするクロムを扱う者，皮革製品を扱う者，研究者などの手指や露出部にクロムが接触し，症状が出現することが多い．また，クロム含有染料で加工された衣服や革製品（なめし）を身に着けることにより，接触した部位に一致して症状が出現する症例も多い．

本症例は下腿に半米粒大の紅褐色斑がみられたものの，症状の強かった両足背部や右外踝には紅斑・丘疹は認めず，主として示指頭大くらいまでの緊満性水疱が散在していたという点が特徴的であった．

パッチテストの反応と読み方のコツ

本症例ではクロム，水銀，アマルガムが陽性を呈した．ジャパニーズスタンダードアレルゲンシリーズ（JSA）にはニッケル，コバルト，クロム，水銀などの代表的な金属アレルゲンが含まれているが，歯科金属アレルゲンを網羅できていない．金属アレルゲンの反応は，刺激かアレルギーかの判別がむずかしい症例もあり，経時的判定が必要だが，本症例のように陽性反応が遷延してしまうこともある．詳細に金属アレルギーを検討する場合，鳥居薬品の金属アレルゲンシリーズやアクリル樹脂アレルゲン等も同時に貼布して検討する必要があると考える．

本症例では，1回目（2012年12月）のパッチテストでJSAの $K_2Cr_2O_7$ の72時間後判定でICDRG 2＋の強陽性であり，16日後まで陽性反応は持続していた．

クロムアレルギーを考え，原因として疑わしい靴のパッチテスト（2013年4月）を行ったところ，72時間後判定で部分的にICDRG陽性を示し，同時に貼布した $K_2Cr_2O_7$ は再度2＋と強陽性であった．

● 重クロム酸カリウム（$K_2Cr_2O_7$）とは

外観に優れ，耐食性にも優れることから，用途としては合金，クロムメッキ製品，皮革製品（革靴・ソファーなど），写真の現像液，セメント，インク（ボールペン・印刷インクなど），マッチの軸木，黄色ペンキ，緑色衣料，緑色ネル生地，ゴム，ガラス，トタン，防錆剤，毛皮処理剤など幅広く使用されている．その反面，接触皮膚炎の原因抗原として強感作性をもつことが知られている[2, 3]．

$K_2Cr_2O_7$は6価クロムである．自然界ではクロムのほとんどは$Cr_2(SO_4)_3$のような3価クロムとして存在している．3価クロムは比較的安定で毒性も低い．一方で，6価クロムは皮膚粘膜の刺激と腐食をおこし，3価クロムと違い皮膚透過性もあることから[4]，皮膚に対するアレルギーは3価クロムよりも6価クロムのほうがおこりやすいものと考えられる．

● 重クロム酸カリウム（$K_2Cr_2O_7$）を含む製品

日用品 身に着けるものとして，メッキ金属，皮革製品（なめしに使用），衣服の染料（色の濃い染料）など．塗料．
食品 海藻，魚介類，肉類，馬鈴薯，タマネギ，マッシュルーム，紅茶，ココア，チョコレートなど[4]（クロムは生体内で糖質代謝，コレステロール代謝，結合組織代謝，タンパク質の代謝の維持に関係しており，必要な元素ではある[5]）．

塗料　　　衣服の染料　　　魚介類　　　チョコレート

●患者さんへの生活指導

本症例では，クロムの過剰摂取を避けることにより症状を軽減できるものと考え，抗アレルギー薬の内服を継続しながらクロム制限食の指導を行った．また，趣味のフットサルで着用するサッカーシューズの天然皮革部分にクロムなめしが施されていると確認されたことから，製品評価技術基盤機構（NITE）に成分分析を依頼し抽出成分の成分パッチテストを実施したが，結果はすべて陰性であった．靴の染料に含有され，それがフットサル時の発汗で漏出している可能性も考えられ，シューズの変更なども指導した．

●盲点・注意点

クロムはニッケルやコバルトと並び，本邦でのパッチテスト陽性率の高い金属であった．1976年の陽性率の集計では，クロム陽性率が1位でかつ男性が高率であり，皮革，セメント，塗料など職業上のクロム曝露が原因と考えられていた．しかし現在は，ニッケルやコバルトの陽性率上昇が優位となっている[5]．

近年のクロム感作の経路として職業性以外で注目すべきものに，クロム含有酸性金属染料の存在がある．黒や紺などの色の濃い染料にはクロムが含まれている可能性が高く，当院でも下着着用部位の接触皮膚炎の原因がクロムであった症例を経験している．下着以外の衣料品の染色・加工にもこういった染料が使用されている可能性も高く，原因のはっきりしない接触皮膚炎症例にはパッチテストを行うことが推奨される．

文献

1) 高田裕子，関東裕美：J Visual Dermatol 13: 69, 2014
2) 吉岡 学ほか：皮膚病診療 33：1023, 2011
3) 日本皮膚アレルギー・接触皮膚炎学会，パッチテスト試薬共同研究委員会：ジャパニーズスタンダードアレルゲン2008解説, 2012
4) 千葉百子：ビタミン 86: 544, 2012
5) 足立厚子：J Environ Dermatol Cutan Allergol 3: 413, 2009

Key words

靴皮膚炎，全身性クロムアレルギー

Dr. K・M's comment

足を見て，クロムかなと思った人は優秀！擦れる部分が水疱になっており，革のサンダルかな？パッチテストの反応はきっちり陽性だね．奥が深いよね，クロムも．パッチテストの再現性に問題がある金属なので，結果に不満足のときは再検査すること．

（伊藤 崇）

Part1. パッチテストパネル®(S)-1

No.5 パッチテストパネル®(S)-1

カインミックス

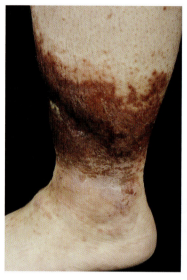
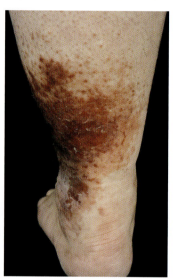

症例1:40歳台,女性.初診時臨床像
階段で転んで下腿前面に裂傷を負ったため,市販の消毒薬を使用したが難治であった.4カ月後には,傷の周囲に湿疹が出現.別の市販外用スプレーに変更し,さらに症状が悪化.いずれの外用薬にもジブカイン塩酸塩が含有されていた.

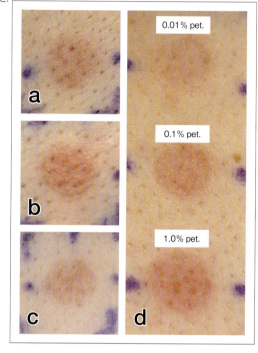

症例1:パッチテスト結果(1週間後)
(a) 始めに使用した消毒薬(as is).
(b) 消毒薬を中止したのちに使用したスプレー式外用薬(as is).
(c) カインミックス(JSA).
(d) ジブカイン塩酸塩.

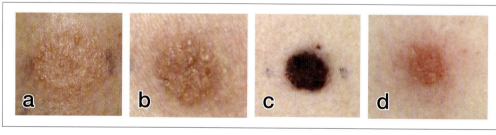

症例2:50歳台,女性.パッチテスト結果(72時間後)
歯科治療後に口腔内の違和感と頬粘膜の腫脹があった.(a) 使用した表面麻酔外用薬にベンゾカインが含まれていた.JSA2008では(b) 7%カインミックスおよび(c) 1%パラフェニレンジアミン(PPD)が陽性.カインミックスの成分では(d) ベンゾカインが陽性であった.

臨床像の特徴

カインミックスは,アレルギー性接触皮膚炎,接触蕁麻疹やショックなどの即時型アレルギーをひきおこす.注射薬や外用薬に含有されるだけでなく,市販の外用薬にも含まれているため,一般消費者における接触皮膚炎の原因となる.市販外用薬による接触皮膚炎に気がつかずに使用を継続して,難治性皮膚潰瘍の原因となる場合もある.

症例1では,使用する外用薬を変更したにもかかわ

● カインミックスとは

ジャパニーズスタンダードアレルゲン（JSA）2008 のカインミックス（Brial 社）には，ベンゾカイン（5% pet.），プロカイン塩酸塩（1% pet.），ジブカイン塩酸塩（1% pet.）が含まれている．2015 年に発売されたパッチテストパネル®（S）（佐藤製薬）には，ベンゾカイン，ジブカイン塩酸塩のほかに，テトラカイン塩酸塩が含まれているが，プロカイン塩酸塩は含まれていない．ベンゾカイン，ジブカイン塩酸塩は，さまざまな国の baseline series に含まれている．カインミックスに加えて，ミックスに含まれている各成分の試薬を揃えておくと，患者指導に有用である．

● カインを含む製品

医薬品 局所麻酔注射薬，表面麻酔外用薬のほか，市販の外用薬に含まれる．

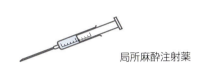
局所麻酔注射薬

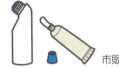
市販の外用薬

●患者さんへの生活指導

症状をおこした製品のみを避けるのではなく，使用する製品にパッチテスト陽性であったカイン成分が含有されていないことを確認しなければならない．医療機関を受診する際には，担当医にカインのうちどの成分にアレルギーがあるかを申し出るのみならず，市販の外用薬等のなかにもカインが含有されている製品があることを説明しておく．ベンゾカインやプロカインが陽性の場合は，酸化染毛剤のアレルギーがおこりうることを伝える．

●注意点

パッチテストパネル®（S）には，これまでの JSA2008 と同様にカインミックスがあるが，プロカイン塩酸塩は含まれていない．本邦ではプロカイン塩酸塩を含む外用薬が市販されていることを念頭に置いて，問診やパッチテストを行う．

らず，同じ原因成分が含有されていたために症状がさらに増悪した．症例 2 では口腔粘膜の腫脹や違和感を生じていた．

パッチテストの反応と読み方のコツ

カインミックスが陽性となった場合には，具体的にどのような製品に気をつければよいのかを知るためにも，ミックス成分のパッチテストも行うことが望ましい．

ベンゾカインやプロカイン塩酸塩は，パラフェニレンジアミン（PPD）と交差反応を呈することがあり，パッチテストパネル®（S）の PPD の反応も確認する．

Dr. K・M's comment

下腿のうっ滞性皮膚炎が治りにくい時は外用薬の接触皮膚炎合併をいつも考えないとね．塗っていた外用薬に次々と感作される症例も多いね．パッチテストも紅斑と浸潤が貼布部位全体にあり，陽性だね．

Key words
カインミックス，塩酸ジブカイン，外用薬

（伊藤　明子）

Part1. パッチテストパネル®(S)-1

No.6 パッチテストパネル®(S)-1

香料ミックス

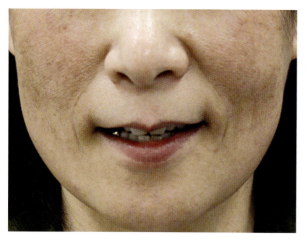

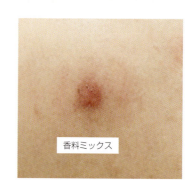

59歳，女性．2015年2月初診
習慣的に毎日線香をあげて，顔面に塗香も行っていた．両頬部，下顎部，人中部に灰褐色の色素沈着を伴う紅斑が認められた．

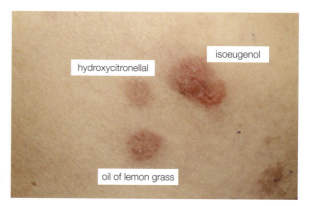

パッチテスト結果（1週間後）
香料ミックスおよびisoeugenol, hydroxycitronellal, oil of lemon grassに紅斑・丘疹・浸潤を認め，陽性と判定した．

臨床像の特徴

香料はさまざまな製品に含まれており，その製品の用途により接触皮膚炎をおこした際の臨床像は異なる．直接接触する製品では使用部位に皮疹が出現し，とくに化粧品によるものでは顔面に広範囲に紅斑，丘疹が認められることが多い．接触皮膚炎診療ガイドラインによると，腋窩の皮疹と香料ミックスの陽性率には有意な相関があり，デオドラント製剤によるものとされる[1]．その他の特徴的なものとしては，線香等によるairborne contact dermatitisがあり，色素沈着性接触皮膚炎の報告も散見される[2]．

パッチテストの反応と読み方のコツ

反応としては，若干の刺激反応が出現する可能性はあるが，ICDRG基準に則して判定を行えばよい．

文献

1) 高田裕子，関東裕美：J Visual Dermatol 13: 69, 2014
2) 吉岡 学ほか：皮膚病診療 33：1023, 2011
3) 日本皮膚アレルギー・接触皮膚炎学会，パッチテスト試薬共同研究委員会：ジャパニーズスタンダードアレルゲン2008解説, 2012
4) 千葉百子：ビタミン 86: 544, 2012
5) 足立厚子：J Environ Dermatol Cutan Allergol 3: 413, 2009

● 香料ミックスとは

　ジャパニーズスタンダードアレルゲン（2008）の香料ミックスは α-amylcinnamic aldehyde，cinnamic aldehyde，cinnamic alcohol，eugenol，geraniol，hydroxycitronellal，isoeugenol，sandalwood oil（各1％ pet.）の8種類の香料の混合試薬である．2015年5月に保険収載されたパッチテストパネル®（S）の香料ミックスでは，sandalwood oil から oak moss absolute に変更になっている．香料ミックスに陽性反応を呈した場合は，それぞれ成分の単独試薬で追加パッチテストを試行する必要がある．

　2012年の多施設におけるジャパニーズスタンダードアレルゲン（2008）結果の集計によると，貼布した全症例のうち香料ミックスの陽性率は6.6％であった[3]．

　主に cinnamic aldehyde はシナモンの香り，eugenol，isoeugenol はクローブ（丁子），カーネーションの香り，geraniol はバラの香り，hydroxycitronellal はスズランの香りとして使用される．sandalwood は白檀としてお香の成分にもなっている．

● これらの香料を含む製品

食品　シナモン，ナツメグ，黒胡椒，ローレル（月桂樹），ペパーミント，アイスクリーム，ガム，アメ，コーラ，ウィスキー，ブランデー，レモンやグレープフルーツの皮など．

日用品　線香，お香，アロマオイル，タバコ，化粧品，シャンプー，リンス，石鹸，香水，デオドラント製剤，オーデコロンなど．歯科用材料，医薬品にも香料を含むものがある．

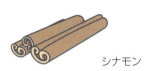
シナモン

線香

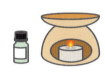
アロマオイル

●**患者さんへの生活指導**　香粧品，アロマオイル等の製品では使用部位に皮疹が出現するため，接触皮膚炎の原因として疑うことは比較的容易であるが，日常的にくり返し使用するものであるため，患者自身に原因として認識されていない場合がある．また，香粧品が疑われた場合でも，成分表示には香料という記載はあってもその詳細は記載されておらず，製造元に問い合わせないと知ることはできないため，香料は原因として推測しにくいという現状がある．また一方で，airborne contact dermatitis の場合は，煙が原因となっていることに思い至らないことが多い．airborne contact dermatitis は一般的に上眼瞼，耳後部，下顎部などに対称的に皮疹がみられるのが特徴とされる[4]．既報告例によると，タバコによる症例では鼻孔部周囲から鼻唇溝にかけての色素沈着を伴う紅斑が特徴的とのことであった[5]．患者によっては毎日習慣的に線香をあげたり，好みのお香をくり返し使用したりする可能性がある．顔面の色素沈着性接触皮膚炎を疑い，化粧品が原因でない場合は線香，お香の日常的な使用がないか，問診することが重要と考えられる．

●**注意点**　線香，お香は一般的に沈香，白檀，丁子など多種の香料を組み合わせて作られ，アロマオイルは複数の香料をブレンドして使用されることもあるため，多種の香料に感作している可能性もあり注意が必要である[6,7]．香料による接触皮膚炎と診断された症例には，香料ミックスには含まれない香料でのパッチテストも考慮すべきである．

Dr. K・M's comment

30年前に黒皮症に罹患した方で，当時から香料に強いアレルギーがあったと，当時の判定用紙を持参してくれて感激．お香をあげたり，塗ったりしている人がいるので，香料ミックスが陽性なら気をつけて習慣を聞いてみよう．

Key words
パッチテスト，香料，線香

（小林　束，松永　佳世子）

Part1. パッチテストパネル® (S)-1

ロジン

No.7　パッチテストパネル®（S）-1

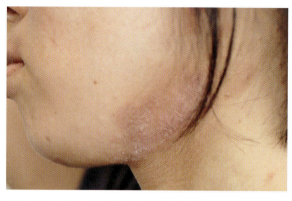

症例1：41歳，女性．2013年5月初診（文献1より転載）
数年前から左下顎から耳下部にかけての苔癬化紅色局面が難治で，右側には症状はなかった．問診にて，バイオリン教師のため1日数時間バイオリンを弾き，同部に接触していることが判明した．

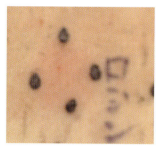

症例1：パッチテスト結果
スタンダードアレルゲンのなかのロジンと，患者持参のバイオリン用松脂がday 2からday 7まで強陽性を示した．患者は毎日バイオリンの弓を松脂で手入れし，演奏すると松脂が周囲に飛散するということから，接触皮膚炎の原因は松脂と診断した．

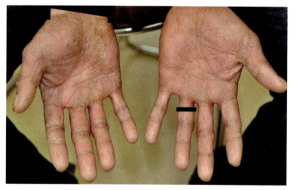

症例2：41歳，男性．植木職人．2011年2月初診
1年来，松の剪定をすると手湿疹が増悪するのに気づいていた．ロジンおよび患者持参の松木屑のパッチテストは陽性であった．

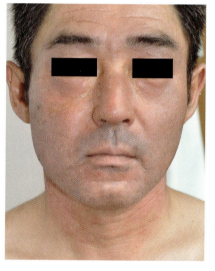

症例2：顔・頸部の臨床像
当初湿疹は手のみであったが，徐々に顔全体，頸部などの露出部にも拡大した．airborne contact dermatitisと診断し，松に近づかないよう指導した．

臨床像の特徴

ロジンを含む物質との接触部位が病変部位となるため，マスカラ，アイシャドウ，除毛ワックス，湿布剤ではおのおのの使用部位に湿疹が出現する．症例1のようにバイオリンなどの弦楽器演奏者で，松脂を使用している症例では，Fiddler's neckとよばれているような左顎から頸にかけての湿疹をおこす[1]．植木職人や木工職人では，手湿疹をおこすことが多い．紙やインクが原因の症例では，手や顔が病変部位であることが多い．また直接接触しなくても，職業性の場合には手や顔などの露出部に，下記に述べるようなairborne contact dermatitisの像をとることもある[2]（症例2）．

パッチテストの反応と読み方のコツ

ロジンは700種以上の化合物よりなり，その組成は原料となる松の産地や種類，季節や松脂の製造法によりかなり異なる．その主成分はアビエチン酸をはじめとする樹脂酸[3]（図）で，全体の90％を占め，残り10％は中性の物質である．

またロジンや樹脂酸は，さまざまな物質と化学反応させて，それぞれの用途に使用されている（例：硬化ロジ

● ロジンとは[3,4]

　ロジンは，樹脂酸（アビエチン酸，ピマール酸，デヒドロアビエチン酸等）を主成分とする天然樹脂である[3]（図）．コロホニー（colophony）ともよばれ，中国が世界の約46％（年産約54万t）を生産している．欧米では，製紙工場でパルプ繊維を作るときの副産物である．粗トール油を蒸留して得られるトールロジンが主であるが，アジアでは，松脂を木の幹から集め，濾過・蒸留・分離して得るガムロジンが主である．2014年における日本国内のロジン消費量は約76.7千t/年であり，用途別では印刷インキ28.2％，紙のにじみ止め28.0％，合成ゴム21.4％，接着剤11.3％，塗料5.9％，はんだその他5.2％となっている．

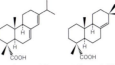
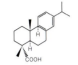

図　ロジン酸の構造式

● ロジンを含む製品[3,4]

工業用品　滑り止め（ロジンバッグ，床面への粉末撒布，弦楽器の弓への塗布）に使われるほか，接着・粘着剤，印刷インキ，新聞紙などに使われるインキのにじみ止め（製紙用サイズ剤），塗料，はんだ用融剤，電子部品などの洗浄剤，合成ゴムの重合用乳化剤など．

食品・化粧品　チューインガム，アイシャドウ，マスカラ，口紅，除毛ワックスなど．

医薬品　ロジンは日本薬局方に収載され，主にプラスター，貼布薬，医療用粘着テープなど，外用薬の原料にされる．

インキ

新聞紙（インキのにじみ止め）

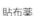
貼布薬

医療用粘着テープ

●**注意点**　松脂は，直接触れなくてもairborne contact dermatitisをおこしうる[2]．原因物質は，松のおがくず，はんだの蒸気，紙くず，リノリウムなどの床材，研磨剤，接着剤，塗料（テレピン）などである．職業としては，はんだ職人，家畜小屋に敷き詰められた松のおがくずが原因の農畜産業者，テレピン油や塗料を扱う塗装業者，大工，図工教師，木工職人，植木職人など，木材とくに松を扱っている職種が多かった．

●**臨床的特徴**　①顔面・頸部・上胸部・前腕などの露出部に好発する，②曝露環境から離れると症状が速やかに改善する，③はんだ職人や木材を扱う職業・趣味の人に多くみられる点があげられる．

●**airborne contact dermatitisの鑑別疾患**　慢性光線過敏性皮膚炎，日光皮膚炎，脂漏性皮膚炎，アトピー性皮膚炎のほか，シックハウス症候群があげられる．このような場合，患者の持参物とともにスタンダードアレルゲンのパッチテストを行い，ロジンが陽性となり，上記のものとの接触の既往があれば診断が可能となる．

ン，水添ロジン，不均化ロジンなど）[3,4]．よって，スタンダードシリーズのなかのロジン（20％ pet.）のパッチテストのみで，すべてのロジンアレルギーをカバーしているわけではないことに注意すべきである．

文献

1) 足立厚子：J Visual Dermatol 13: 39, 2014
2) 井出葉子ほか：日皮会誌 119: 189, 2009
3) 岩佐哲：HARIMA Quarterly 89: 15, 2006
4) ハリマ化成のウェブサイト：http://www.harima.co.jp

Dr. K・M's comment

さすが，足立先生だね．難易度の低い症例，中等度の症例，そして，むずかしい症例まで呈示してくれて勉強になる．2012年のロジンの陽性率は2.3％．パッチテストが原因探しのヒントになる代表的なアレルゲンだよね．

Key words

ロジン，松脂，airborne contact dermatitis

（足立　厚子）

Part1. パッチテストパネル® (S)-1

パラベンミックス

No.8 パッチテストパネル® (S)-1

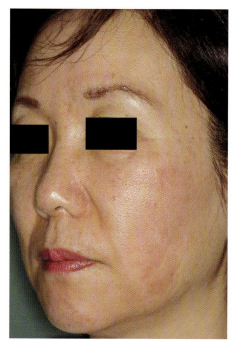

55歳, 女性. 2005年5月初診
顔面に紅斑, 丘疹を認めた.

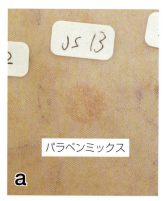

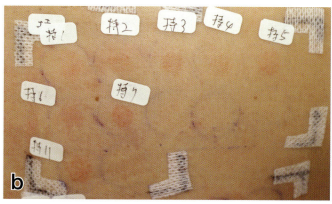

パッチテスト結果(72時間後)
(a) パラベンミックス, (b) 持参化粧品の貼布部位に紅斑, 丘疹を認めた.

臨床像の特徴

　接触皮膚炎は問診や部位から原因を推定することが可能であり, 顔面であれば化粧品, 外用薬, サンスクリーン剤, メガネ, 植物などが原因の可能性があるかどうか推測していく.

　パラベンミックスは化粧品, 医薬品, 食品などの防腐剤に使用されるため, 顔面に瘙痒, 紅斑, 鱗屑, 丘疹などの湿疹病変を生じることが多い.

　本症例では, 顔面に紅斑, 丘疹を認めた.

パッチテストの反応と読み方のコツ

　本症例は顔面の難治性皮疹をくり返しており, 洗顔後に悪化することが多いとの問診結果から, 化粧品による接触皮膚炎を疑い, 使用している化粧品を持参してもらいパッチテストを行った. 同時にジャパニーズスタンダードシリーズも貼布した.

　その結果, パラベンミックスと持参化粧品に陽性反応を認めた. パッチテストで陽性であった持参化粧品は, すべてメチルパラベン, プロピルパラベンを含有していた.

参考文献

1) 高山かおるほか：日皮会誌 119: 1757, 2009
2) 中村元信ほか：Pharma Med 17: 113, 1999
3) 鈴木加余子ほか：J Environ Dermatol Cutan Allergol 9: 16, 2015
4) 小嶋益子：皮膚 34: 578, 1992

● パラベンミックスとは

p-hydroxybenzoic acid のエステルであり，メチルパラベン（パラオキシ安息香酸メチル），エチルパラベン（パラオキシ安息香酸エチル），プロピルパラベン（パラオキシ安息香酸プロピル），ブチルパラベン（パラオキシ安息香酸ブチル），ベンジルパラベン（パラオキシ安息香酸ベンジル）の5種類がある．パラベンミックスはこれらを3％ずつ含む試薬である．

化粧品，医薬品，食品などの防腐剤として広く使用されており，1950～60年代よりパラベンアレルギーの報告が相次いだため，現在では低い濃度で用いられている．

パラベンは，健常皮膚では感作が成立することは稀であるといわれているが，病的状態の皮膚に長期間投与することで感作が成立し，接触皮膚炎をおこすことがある．

● パラベンを含む製品

化粧品 化粧水，乳液，クリーム，洗顔料，ファンデーションなどの防腐剤として使用されている．国内では，「化粧品基準」によって使用量の上限が1％（100 gに対して1.0 g）と定められているが，市販されているほとんどの化粧品において，パラベンは0.1～0.5％という低用量で使用されている．

医薬品 外用薬，注射薬，点眼薬などの防腐剤に使用される．また医薬品ではないが，超音波エコーを施行する際に使用されるジェルにも含まれている．

食品 国内では，醤油や酢，果実ソース，清涼飲料水およびシロップ，果実および野菜の保存料として認められており，使用できる量についての使用基準が定められている．

   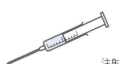

クリーム　　洗顔料　　　　　　注射薬

●**患者さんへの生活指導**　パッチテストでパラベンに陽性だった場合，パラベン含有化粧品を中止し，パラベンフリーの化粧品，日用品を使用するように指導することが必要である．また，ステロイド薬から抗生剤に至るまで，さまざまな外用薬にパラベンは含まれており，外用薬を処方する場合，パラベンを含有していないものを選び，医原性の接触皮膚炎をおこさないようにすることが重要である．

顔面の難治性皮疹の症例を経験した際は，化粧品による接触皮膚炎の可能性を推定し，使用している化粧品を確認し，パッチテストを積極的に実施すべきである．

●**情報**　ジャパニーズスタンダードアレルゲンのパラベンミックスの陽性率は，1994年以降2％前後で推移しており，身のまわりの製品へのパラベンの使用量は減っていないと思われる．

また，パラベンは接触皮膚炎だけでなく接触蕁麻疹を生じることもあり，この場合にはオープンテスト，または20分クローズドパッチテストでの反応を確認する必要がある．

Dr. K・M's comment

いろんな化粧品に陽性反応がでたら，防腐剤や基剤の成分が原因かなと疑う．大事なことは，治療に使う外用薬の選択だよね．軟膏は水を含まないので，防腐剤が含まれていないものもある．すぐに成分を確認して使おう．今はスマートフォンがあり便利だね．

Key words

パラベン，接触皮膚炎，パッチテスト

（安藤　亜希，鈴木　加余子）

Part1. パッチテストパネル®(S)-1

ペルーバルサム

No.10 パッチテストパネル®(S)-1

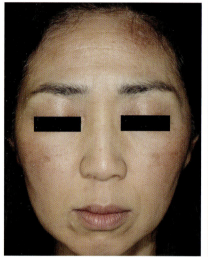
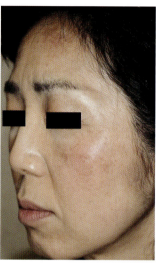

52歳，女性．当院初診時臨床像
前額，頬の色素斑部に新たな紅褐色斑を呈していた．

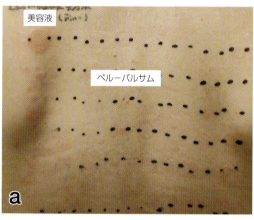

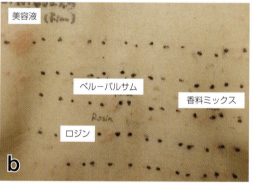

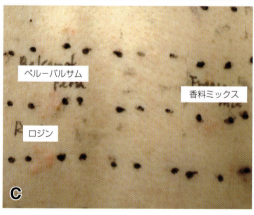

パッチテスト結果
(a) 48時間後：当院で再度パッチテストを実施したところ，美容液は浸潤を伴う紅斑を呈した．
(b, c) 72時間後：美容液，ペルーバルサム，ロジン，香料ミックスに陽性を呈している（cは拡大像）．

臨床像の特徴

冬季，顔面に瘙痒を伴う紅斑が出現し，近医を受診．約1年間近医で加療を続けたが，紅斑は増悪・寛解をくり返していた．近医で使用中の化粧品パッチテストで陽性反応を確認し，精査目的で当院を受診した．

シミ治療目的で使用していた美白美容液に陽性反応を呈していたことを反映するような臨床像で，前額，頬の色素斑部に新たな紅褐色斑を呈していた．

パッチテストの反応と読み方のコツ

化粧品によるパッチテストの場合，染毛剤を除き交差感作を生じるような強い陽性反応を来す症例を経験することは多くない．本症例は前医で化粧品陽性確認後の紹介であったが，当院で再度パッチテストを実施したところ，美容液は浸潤を伴う紅斑を呈した．化粧品の陽性反応としては強い感作を生じていたが，ジャパニーズスタンダードアレルゲンでペルーバルサム，ロジン，香料ミックスに陽性を呈した．本症例ではこれらの抗原に交差反応が成立していると考えられ，香料アレルギーを確認できた．

本症例で実施した成分テストの詳細は，後日担当医が紙上発表予定である．

● ペルーバルサムとは

樹木が分泌する樹脂が揮発性油脂に溶解した粘性の液体をバルサムと呼称し，粘性で強い香りを有する．香料以外に抗菌，防腐目的で使用される Balsam of Peru (Myroxylon pereirae) はマメ科熱帯性高木樹から得られる樹脂である．判明している含有成分は安息香酸ベンジル，桂皮酸ベンジル，ベンゾイン酸ベンジル，ファルネソール，バニリン，ネロリドールなどであるが，樹脂中の含有成分は詳細不明の部分も多い．

● ペルーバルサムを含む製品

- **化粧品** 美容液，ヘアトニック．
- **医薬品** 外用薬，座薬，ビーズワックス (蜜蠟) 含有薬品，湿布，絆創膏，歯科用材料
- **食品** ガム，ソフトドリンク．
- **その他** 油絵具．

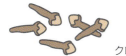
クローブ

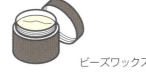
ビーズワックス

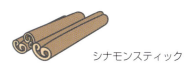
シナモンスティック

●患者さんへの生活指導

いったん感作が成立すると継続使用で感作が強化され，重症化すると接触部位を越えて発疹が拡がるようになってしまう，あるいは経口摂取により全身に発疹が出ることがあると理解させる．日常の香粧品は無香料製品使用を徹底し，医療用外用薬，座薬では成分を確認する．蜜蠟含有薬品使用は禁止，湿布薬，絆創膏は長時間貼らない，ガムやソフトドリンクの過剰摂取にも注意する．また，樹液を使用するような趣味は作らないなど，可能な範囲で生活指導を行う．

●情報

その交差感作はシナモン，クローブ，クマリン，オイゲノール，ビーズワックス (蜜蠟)，プロポリス，ロジンなどが知られており，蜜蠟含有薬品による接触皮膚炎のパッチテストで交差感作を呈した症例が報告されている[1]．また，去痰剤として使用されるトルーバルサムは類似香料を含有するので，交差感作を示す．

ペルーバルサムは，香料使用量の多い欧米では香料アレルギーの指標となるアレルゲンである[2]が，本邦ではスタンダードアレルゲンのうち化粧品アレルゲン陽性率は染毛剤アレルゲン PPD (*p*-phenylenediamine) が 7.1% と最多で，香料ミックス 6.6%，ペルーバルサム 4.5% と報告されている[3]．

文献

1) Ohki O et al: Environ Dermatol 4: 137, 1997
2) Frosch PJ, Menne T, Lepoittevin JP: Contact Dermatitis 4th ed., Springer, Berlin, p.465, 2006
3) 鈴木加余子ほか：J Environ Dermatol Cutan Allergol 9: 101, 2015

Key words

香料アレルギー，全身性接触皮膚炎

Dr. K・M's comment

ペルーバルサムに陽性のときは，「香料アレルギーは？」と常に考える．治りにくい湿疹はパッチテストをしよう．1年間も治らないなんて顔だから辛いよね．パッチテストはすぐにできるのでまずは始めよう．原因アレルゲンは個別の香料アレルゲンで調べよう．

（関東　裕美）

Part1. パッチテストパネル®(S)-1

No.11 パッチテストパネル®(S)-1

金チオ硫酸ナトリウム

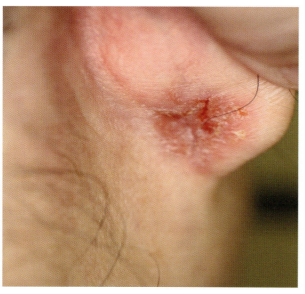

22歳，女性．
耳朶後面に紅斑，落屑，亀裂，黄色痂皮，腫脹がみられ，痒みと痛みを伴っている．

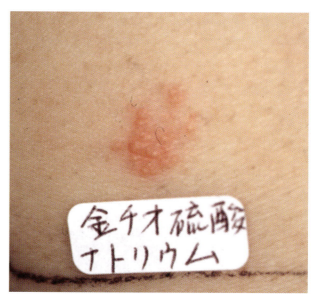

パッチテスト結果（1週間後）
金チオ硫酸ナトリウム（0.5% pet.）貼布部位に紅斑，丘疹，浸潤があり，ICDRG基準の判定で＋であった．

臨床像の特徴

　金は貴金属であるため，耐食性が高く安定しており，難溶性でイオン化しにくい金属であるが[1]，近年のピアスの流行に伴い，1980年代後半以降，たびたび金のアレルギーを経験するようになってきた．また，とくに女性に多いアレルゲンであるという特徴を有している[2]．最近では店頭でもピアスが主流で，イヤリングが少ない傾向がみられる．

　ピアスは耳朶に小孔をあけて，つけたままとり外さない装着方法であり，金と皮下組織が直接接触するだけでなく，接触時間が長いので金が溶出し，感作がおこりやすい環境になると思われる．また，イヤリングと異なり落ちにくく紛失しにくいのも好まれる要因であり，低年齢層を含めて幅広い年代層に普及，男性の使用者も増えている．また最近では複数個の装着や，耳朶以外の鼻，臍部への装着も増えている．

　本症例では耳介にstrongランクのステロイドを外用，抗アレルギー薬を内服し，約2週間で色素沈着を残し略治した．その後はピアス自体を中止し，イヤリングに変更，購入時に素材を聞いて，金を含有していないものを選んでいる．今後歯科治療をする場合も，歯科医に金アレルギーであることを申告するように指導した．

パッチテストの反応と読み方のコツ

　金チオ硫酸ナトリウムのパッチテスト1週間後判定で，紅斑，丘疹，浮腫がみられ，ICDRG基準で＋であった．

　金アレルゲンのパッチテストの反応は遅れて出現し，持続することもあるので，1週間後判定を行うことは必須である．持続する反応を確認するために，1週間後判定終了後も受診ごとに確認するのが望ましい．

　金は元素周期表では水銀と隣同士に位置し，構造が類似しているので，交差反応をおこすといわれてはいるが[3]，実際のパッチテスト結果では両方陽性になることは比較的少ないと思われる（塩化第二水銀，p.58～参照）．

● 金チオ硫酸ナトリウムとは

　金チオ硫酸ナトリウムとは，1価の金イオンである．

　金はすべての金属のなかでイオン化傾向が最小で，反応性は低いためにアレルギーがおきにくいといわれてきたが，1980年代後半ぐらいからピアスが流行し始めたことによって，金アレルギーが増えてきた．イヤリングと異なり，耳朶に小孔をあけて直接金を含有したピアスを入れるので，イオン化がおきやすく感作につながったと思われる．

● 金を含む製品

- **装身具**　ピアス，イヤリング，ネックレス，ブローチ，ブレスレット，指輪，時計など．
- **医薬品**　歯科金属，医薬品（シオゾール®，リドーラ®，オーラノフィン®など）．
- **工業用品・その他**　メダル，金貨，金粉，金箔，貴金属回収作業，電子部品，工業用品など．

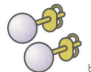ピアス　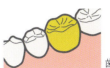歯科金属　金箔

●患者さんへの生活指導

　金のアレルギーであることを説明し，金の含まれる製品の説明書を渡して，使用を避けるように注意を促す．とくに装飾品に関しては，汗をかきやすい時期に長時間素肌に装着しないようにし，赤くなったり，痒くなったりする場合は，すぐに中止するように指導する．

　ピアスの場合は，小孔をあけてから上皮化するまでに3～4週間かかるので，その間は金属製を使用せずにシリコンやプラスティックなどで代用するように説明し，感作の機会をおこさないように注意する．もしピアスをする場合は，なるべく1個にとどめ，複数個のピアスを装着しないように指導する．

　また，本症例のように歯科治療の際に主治医に金アレルギーであることを申告することはもちろん，今後，慢性関節リウマチに罹患し筋肉注射治療をする場合は，金を含有している薬剤があるので，主治医に金アレルギーがあることを申告するように指導する．

文献

1) Budavari S: The Merck Index, 11th ed., Merck&Co., Inc, Rahway, USA, p.709, 1989
2) Tsuruta K et al: Contact Dermatitis 44: 55, 2001
3) Osawa J et al: Contact Dermatitis 31: 89, 1994

Dr. K・M's comment

金チオ硫酸ナトリウムの陽性率は1995年に日本で10.7％．当時EUでは，金パッチテスト陽性の臨床との関連性は問題視されていて悔しかったね．日本ではピアスは18金であけるのが流行っていて，感作例が多かった．今はEUでも認知されている．

Key words

ピアス，金チオ硫酸ナトリウム，パッチテスト

（鶴田　京子，松永　佳世子）

Part1. パッチテストパネル® (S)-1

No.12 パッチテストパネル® (S)-1

塩化コバルト

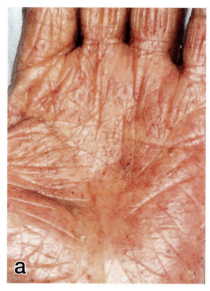

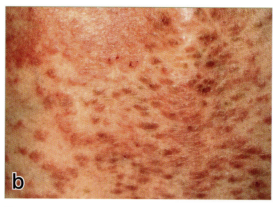

76歳，男性．臨床像（文献1より転載）
（a）10年前から糖尿病にてグリミクロン®，メチコバール®内服中．1年前から全身に痒みの強い発疹が出現．手掌の紅斑，角化亢進，多数の小水疱，びらんを示す．
（b）体幹には，小豆大までの扁平または半球状に隆起した多発性の紅色丘疹や漿液性丘疹を，散在性，一部集簇性に認めた．

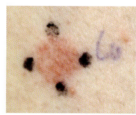

パッチテスト所見
塩化コバルトの1週間後判定は陽性であった．

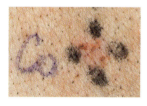

参考症例
点状紫斑のような刺激反応を示すことが多いため注意する．

臨床像の特徴

コバルト接触皮膚炎は，コバルトを含む物質との接触部位が病変部位となる．コバルトはチョコレート，ココア，豆類，ナッツ類，香辛料，貝類，レバー，胚芽，ビールなどの食品に多く含まれ，ビタミンB_{12}製剤にも含まれる．歯科金属にも含まれることがある．これらに含有されているコバルトは口腔粘膜や消化管から吸収され，汗，乳汁，涙，尿，そして糞便中に排泄される．

全身型コバルトアレルギーを有する患者では，コバルトが生体内に吸収されることにより，汗疱状湿疹，亜急性痒疹，多形慢性痒疹，貨幣状湿疹，pseudo-atopic dermatitis，掌蹠膿疱症，扁平苔癬，紅皮症などを発症もしくは増悪し，その摂取の制限により軽快する．

パッチテストの反応と読み方のコツ

塩化コバルトは，本邦では硫酸ニッケルやウルシオールに次いで陽性率の高いアレルゲンで，2012年度の陽性率は約9％である．ニッケルと同時に陽性を示すことが多いが，交差反応であるのか，ニッケルとコバルトは同じものに含有されていることが多いため同時に感作が成立しているのか，ということはわかっていない．

一方で，パッチテストチャンバーを剥がした際に，点状紫斑のような刺激反応を示すことが多いが，陽性と間違えないようにするべきである（**参考症例**）．ほかの金属アレルゲン同様，必ず1週間後まで判定して，浸潤を伴う紅斑が持続しているか否かを確認する必要がある．

文献

1) 鷲尾文郎ほか：皮膚病診療 16: 597, 1994
2) Thyssen JP et al: Contact Dermatitis 69: 276, 2013
3) Thyssen JP: Contact Dermatitis 65 Suppl 1: 1, 2011

なお，本症例は文献1にて既報である．

● コバルトとは

コバルト（Co）は原子番号 27 の元素で，鉄族元素の一つである．安定した結晶構造をもち，銀～灰色の金属である．ニッケル・クロム・モリブデン・鉄・タングステンなどとの合金は産業用として，また，歯科医療や外科手術などでも使われている．さらに，リチウムイオン二次電池の正極材として用いられ，携帯電話など小型デジタル機器の急速な普及により需要が増大している．

化合物である塩化コバルトは，陶磁器やガラスの青色顔料，乾湿指示薬にも使用されている．

● コバルトを含む製品

工業用品・その他 メッキ製品（ニッケルメッキされたものにはほとんど含まれる），携帯電話（リチウムイオン二次電池），乾湿指示薬，ポリエステル系プラスチック，革製品，接着剤，エナメル，粘土，セメントなど．

顔料 青色顔料（コバルトブルー［主成分：アルミン酸コバルト］），緑色顔料（コバルトグリーン［亜鉛とコバルトの複合産物など］），絵具，クレヨン，印刷インキ，陶磁器のうわぐすり，染毛剤など．

食品 チョコレート，ココア，豆類，ナッツ類，胚芽，貝類，香辛料，ビール，キャベツ，レバー，全粒小麦粉．

医薬品 ビタミン B_{12} 製剤（構造の中央部にコバルトを含む），歯科金属，骨接合金属．

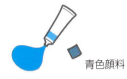
青色顔料

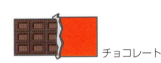
チョコレート

豆類

●**患者さんに対する有益情報** 製品にコバルトが含有されているかを検出する試薬としては，従来より pH 7 から 8 で紅色を示す 2-nitroso-1-naphthol-4-sulfonic acid が知られている．最近簡便なものとして，製品中のコバルトを簡便に検出し，溶出しないようにコートできる reveal & conceal コバルトスポットテスター（Smart Practice 社［米国］）が購入できるようになった（右図）．検出液とアプリケーターが一体型で，職場や外出先でも使用できる携帯用ディスポーザブルタイプである．数秒でコバルトの検出が可能で，金属を傷めないため，アクセサリーやベルト，器具や什器などにも使用可能である．さらに速乾性のクリアコートにより，製品からコバルトが溶出しないようにするコーティングがスムーズであるという特徴がある．

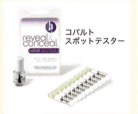
コバルトスポットテスター

●**追加情報** コバルトは使用頻度が高いものの，これまでニッケルに比較し，アレルゲンとしての注目度が低かった．近年ヨーロッパにおいて革製品から高頻度にコバルトが検出されて，コバルトの感作原となっているとの報告[2]がある．またヨーロッパにおけるアクセサリー中のニッケル含有規制の成果により，ニッケル陽性率が減少傾向にある一方で，規制のないコバルトの陽性率の動向が注目されている[3]．

Dr. K・M's comment

すごい症例だね．コバルトも食品やメッキ製品など多くのものに含まれていて，生活指導が必要だよね．コバルトスポットテスター，日本語の説明書が入っていないので，説明書を作ってあげないと英語の達人ばかりじゃないので，使ってもらえないかも．

Key words
コバルト，全身型コバルトアレルギー，ビタミン B_{12} 製剤

（足立　厚子）

Part2. パッチテストパネル®(S)-2

p-tert-ブチルフェノール-ホルムアルデヒド樹脂

No.13 パッチテストパネル®(S)-2

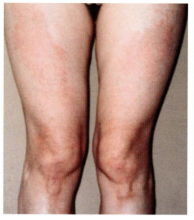
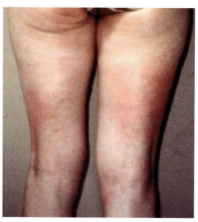

58歳,女性.初診時臨床像[1]
両下腿に激しい痒みを伴う紅斑,丘疹が認められた.

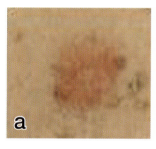
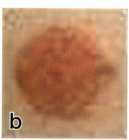

パッチテスト結果(72時間後)
(a) ウエットスーツ(布地とスポンジシートの間の部分),
(b) p-tert-ブチルフェノール-ホルムアルデヒド樹脂の貼布部位に紅斑,丘疹を認めた.

臨床像の特徴

新調したウエットスーツを初めて着用した12時間後より,頸部,両下腿に激しい痒みを伴う紅斑,丘疹が出現した.また,ウエットスーツの下に水着を着用すると,肌と水着が接触した部位には皮疹を認めなかった.

このように接触部位に一致した紅斑,丘疹が出現し,全身への拡大は認めないのが特徴である.

パッチテストの反応と読み方のコツ

ウエットスーツの布地,スポンジシート,縫合糸は陰性,布地とスポンジシートの間の部分とp-tert-ブチルフェノール-ホルムアルデヒド樹脂(PTBP-FR)に陽性反応を認めたことから,スーツの生地を張り合わせる接着剤が原因であると推測した.

問診から,患者は靴や時計バンドにかぶれた既往があり,PTBP-FRに感作されていたと考えられた.

PTBP-FRは強陽性を示す,強感作物質として注目されている.

なお,本症例は文献1にて既報である.

文献

1) Nagashima C, Tomitaka-Yagami A, Matsunaga K: Contact Dermatitis 49: 267, 2003
2) Malten KE, Seutter E: Contact Dermatitis 12: 222, 1985
3) 深沢 大,関東裕美:皮膚病診療 17: 755, 1995
4) 鈴木加余子ほか:J Environ Dermatol Cutan Allergol 9: 101, 2015

● *p-tert*-ブチルフェノール - ホルムアルデヒド樹脂とは

p-tert-ブチルフェノールとホルムアルデヒドから合成される樹脂の一種で，優れた粘着性，耐久性，耐熱性，柔軟性をもつ．主にクロロプレン系接着剤に含まれている．

● *p-tert*-ブチルフェノール - ホルムアルデヒド樹脂を含む製品

日用品・工業用品 ゴムや靴，ハンドバッグ，時計のベルトの接着部分，テーピングテープ，ウエットスーツ，印刷用インク，複写紙，プラスチック製品，プラスチック製爪（人工爪）の接着，ベニヤ板，絶縁体，車のオイル，消毒剤，脱臭剤，殺虫剤などに使われている．

職業 皮革製品製造業，自動車工業，合板製造業などの職業性接触皮膚炎の原因となる．

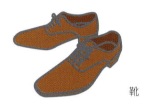
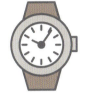

靴　　　　　時計のベルト　　　　　テーピングテープ

●症例から考えたこと（注意点）

ウエットスーツはナイロン布地，スポンジシート，ナイロン布地の3層構造になっており，スポンジシートには通常ポリクロロプレン，ポリウレタン，天然ゴムなどが使用されている．これらの接着剤は通常スポンジシートと同様の成分が使われていることが多い．自験例が着用したウエットスーツにはポリクロロプレン系スポンジシートが使用されており，ポリクロロプレン系接着剤にはPTBP-FRが配合されることが多いことから，自験例の接触皮膚炎の原因物質がウエットスーツ布地の接着剤に含まれたPTBP-FRであると考えた．

ウエットスーツによる接触皮膚炎はこれまでにも報告されているが，その原因アレルゲンはスポンジシートに含まれるdiethylthioureaである症例が多い．しかし，本症例はdiethylthioureaのパッチテストは陰性であった．

●情報

1950年代からPTBP-FRは工業製品だけでなく，日用品（時計バンド，靴，鞄など）の接着剤に使われ始め，1958年，Maltenにより靴製造業者における職業性皮膚炎の症例が初めて報告された[2]．

本邦においても靴，下肢装具，テーピングテープなどがPTBP-FR含有の原因製品として報告されている[3]．日本皮膚アレルギー・接触皮膚炎学会の共同研究によると，PTBP-FRの皮膚疾患患者におけるパッチテスト陽性率は1994年から2011年は1.2〜2.2％，2012年は0.9％であった[4]．PTBP-FRは，今後も注意すべきアレルゲンの一つであると考えた．

Dr. K・M's comment

パッチテストの写真の画像が良くないけど，紅斑と浸潤が貼布部位全体を占めているからICDRG基準陽性といえる．スタンダードアレルゲンでは，一番長い名前なのでPTBPFRと略称にするけど子音ばかりで読みにくいね．

Key words
ウエットスーツ，接着剤

（安部　千佳，鈴木　加余子，松永　佳世子）

Part2. パッチテストパネル® (S)-2

エポキシ樹脂

No.14 パッチテストパネル®(S)-2

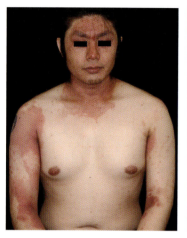
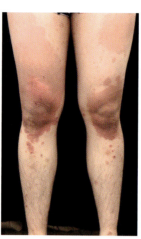

24歳，男性，ペンキ塗装業
基礎疾患に特記すべき事項なし．仕事でペンキ塗装をした翌日より顔面の腫脹と紅斑が出現し，徐々に四肢・体幹に拡大した．同一のペンキは初診1カ月前に初めて使用し，発症前日の使用を含め2〜3回の使用歴があった．
作業時はタンクトップにメッシュの長袖の上着，長ズボンを着用していた．受診時，顔面，頸部，前胸部，腰背部，四肢に，痒みを伴い浸潤を触れる浮腫性紅斑を認めた．

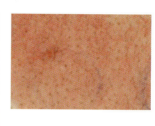

オープンテストの結果
患者が持参したエポキシ樹脂塗料：ビスフェノールF型エポキシ樹脂中間体として30〜35 wt%．塗料そのもののオープンテストでは，搔破により紅斑の拡大反応を認めた．

エポキシ樹脂
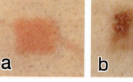
ビスフェノールA エポキシ樹脂 1%
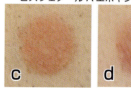

エポキシ樹脂のパッチテスト結果
エポキシ樹脂［パッチテストパネル®(S)：佐藤製薬，および合成樹脂シリーズ：Brial］の貼布部位に紅斑，丘疹，浮腫を認めた（ICDRG基準：＋）．
(a) 72時間後．
(b) 1週間後．
(c) 72時間後．
(d) 1週間後．

臨床像の特徴

エポキシ樹脂による接触皮膚炎は，手などの接触部位だけでなく，接触部位を超える湿疹や多形紅斑などの強い反応を生じ，発熱や全身倦怠感などの全身症状を伴うことが多い．本症例においても，接触部位を超えて顔面，頸部，前胸部，腰背部，四肢に，強い痒みを伴う浸潤を触れる浮腫性紅斑を認めた．

パッチテストの反応と読み方のコツ

職業性に使用される製品を用いたパッチテストでは安全に検査を行うため，貼布する製品の製品安全データシート（Material safety data sheet：MSDS）を取り寄せ，その性質を確認し濃度や溶媒を設定する．

本症例の場合，臨床症状が重篤であったため，オープンテストを実施した塗料では0.1% pet. もしくは1% pet. に希釈して塗布すべきであったと考える．同様に，パッチテストにおいても希釈して貼布すべきであった．

交差反応性：エポキシ樹脂製品は主剤，硬化剤，有機溶剤，反応性稀釈剤などを用いて合成される．一般的にエポキシ樹脂製品（硬化物）には感作性はなく，アレルギー性接触皮膚炎の原因物質としてはエポキシ樹脂の主剤，硬化剤，反応性稀釈剤が報告されている．主剤ではビスフェノールA型エポキシ樹脂，ビスフェノールF型エポキシ樹脂による報告があり，ビスフェノールF型はビスフェノールA型に比して感作性が弱いが，感作が成立するとビスフェノールA型に交差反応を呈し，症状を誘発することになる[1,2]．

文献

1) 安部正通，矢上晶子，松永佳世子：J Environ Dermatol Cutan Allergol 3: 105, 2009
2) Kaoru Mitsuya et al: Environ Dermatol 2: 217, 1995
3) 冨高晶子ほか：西日皮膚 64: 684, 2002
4) Ikuko Akai et al: Environ Dermatol 9: 86, 2002
5) 大西陽子ほか：皮膚 28: 261, 1986
6) 請井智香子ほか：皮膚 25: 291, 1984
7) 池澤優子：医学のあゆみ 240: 858, 2012

● エポキシ樹脂とは

職業性接触皮膚炎をおこす代表的物質として多数報告されている.

1分子中に2個以上のエポキシ基を有する樹脂状物質の総称であり,通常は硬化剤(フェノール,アミンなど)と併用して3次元網状ポリマーを形成させて利用する.特性として接着性に優れ,硬化時の体積収縮が少なく,強度と強靱性,電気特性に優れ,硬化中に放出される揮発分がないことなどがあげられる.原料により,ビスフェノールA型,ビスフェノールF型,臭素型,ノボラック型などに分けられ,ビスフェノールA型がもっとも汎用されている[1,3,4,5].

● エポキシ樹脂を含む製品

土木・建築・接着剤 建築物の床材,排水・透水舗装,車両・航空機用接着剤,ゴルフクラブやテニスラケット等のスポーツ用品用複合材料,金属・ゴム・プラスチック,セラミックの接着剤など.

電気・電子 半導体封止材,絶縁粉体塗料,コイル含浸用等として家電製品(テレビ,冷蔵庫等)から,パソコン,ゲーム機,携帯電話等の通信機器など.

塗料 自動車用電着塗料,船舶・橋梁用重防食塗料,飲料用缶の内面塗装用塗料など.

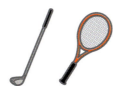
ゴルフクラブやテニスラケット

塗料

●盲点・注意点

エポキシ樹脂の感作能はその分子量で異なり,低分子ほどその感作能は高くなる.分子量340オリゴマーが主たる感作物質であり,2〜3回の接触で感作は成立するとされる[6].

エポキシ樹脂によるアレルギー性接触皮膚炎が疑われた際には,製品と同時に,原因物質を確認するため,エポキシ樹脂製品の合成に用いられる主剤,硬化剤,反応性稀釈剤なども貼布し,原因物質を同定する.

●患者さんへの指導

職業性にエポキシ樹脂に接触し,その製品を用いたパッチテストで陽性反応を呈した場合には,患者の職種・配置転換が第一である.また,同じ部署で従事する職員への感作を避けるため,①原因物質の使用を中止し他の製品に変更する,②保護衣着用の徹底,③作業環境の改善(硬化剤や稀釈剤は蒸散性が高く,これらの蒸気によっても接触皮膚炎を生じるため,職場での換気などを行う)を指導する.

●有益情報

エポキシ樹脂は,アレルゲンと直接接触した部位に強い炎症を生じるとともに,全身性の汎発疹も誘発する接触皮膚炎症候群の原因物質の一つとされている.接触皮膚炎症候群はアレルゲンの経皮吸収による一種の自家感作性皮膚炎といわれている[7].よって,エポキシ樹脂によるアレルギー性接触皮膚炎が疑われる全身性の症状を認めた場合は,適切な濃度・溶媒に調整した試薬を用いたパッチテストにより原因検索を実施し,職場環境の改善もしくは配置転換が必要である.

Dr. K・M's comment

この症例では30%濃度ビスフェノールF型エポキシ樹脂中間体が含まれていたので,1%に稀釈したものをオープンテストし,陰性であれば,濃度を上げることも必要だったと反省.多形紅斑に類似した浮腫を伴う紫紅色紅斑は強い感作でおきる.

Key words

エポキシ樹脂,オープンテスト,職業性アレルギー性接触皮膚炎

(小野田 裕子,永井 晶代,松永 佳世子)

Part2. パッチテストパネル®(S)-2

カルバミックス

No.15 パッチテストパネル®(S)-2

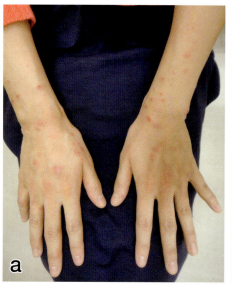
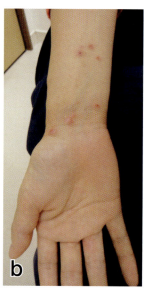
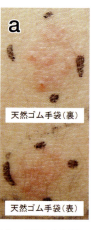
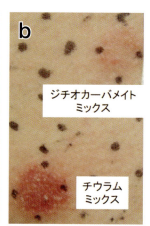

29歳，女性．初診時臨床像
(a) 7年前から看護師として手術室に勤務し，天然ゴム手袋を着用していた．両手背から前腕伸側にかけて丘疹，表皮剥離，苔癬化を認めた．着用時に膨疹などの即時型アレルギー症状はなかった．
(b) 両前腕屈側に丘疹，表皮剥離がみられた．

パッチテスト結果
(a) ゴム手袋，72時間後：使用している天然ゴム手袋表裏面の貼布部位に紅斑，丘疹，小水疱を認めた．
(b) ジャパニーズスタンダードシリーズ，72時間後：ジチオカーバメイトミックスの貼布部位に紅斑，丘疹，小水疱，チウラムミックスの貼布部位に紅斑，水疱がみられた．

臨床像の特徴

　カルバミックスによる症状は，接触部位における痒みを伴う紅斑，浮腫，漿液性丘疹などである．本症例のようなゴム手袋による接触皮膚炎の場合，手掌より手背に症状が強くみられ，手関節部から前腕にも症状を認めることが多い．また仕事中のゴム手袋使用により生じることが多く，その場合，症状が慢性に持続して苔癬化を伴い，休日に症状が軽減するという特徴がある．ステロイド薬外用によりいったん症状は軽減するが，再発をくり返す手湿疹の場合，ゴム手袋の使用歴を問診で確認する必要がある．

パッチテストの反応と読み方のコツ

　カルバミックスのパッチテストで陽性反応を示す症例の多くは，本症例のように他の加硫促進剤であるチウラムミックスにおいても陽性反応がみられる．その理由として，両者は構造が似ており，交差反応が生じている可能性が考えられている[1]．またカルバミックスは刺激反応をおこして偽陽性反応がみられやすいことも報告されており[1]．判定には注意が必要である．

文献
1) Frosch PJ, Menné T, Lepoittevin JP: Contact Dermatitis 4th ed., Springer, Berlin, p.481, 2006

● カルバミックスとは

カルバミックスは，ジフェニルグアニジンおよびカルバミン酸塩（ジエチルジチオカルバミン酸亜鉛，ジブチルジチオカルバミン酸亜鉛）を混合した加硫促進剤のパッチテストアレルゲンである．天然ゴムおよび合成ゴムの製造過程で添加され，ゴム製品に含有されている．

● カルバミックスなどの加硫促進剤を含む製品

ゴム製品 家庭用・業務用・医療用のゴム手袋，ゴム靴，ゴーグル，イヤホン，タイヤなど．

ゴム手袋

ゴム長靴

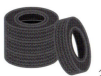
タイヤ

●**患者さんへの生活指導** ゴム手袋による接触皮膚炎の場合は，加硫促進剤を製造工程で使用しないゴム手袋を使用し，その他のゴム製品による接触皮膚炎の場合は，ゴム製品への接触を避けるように指導する．加硫促進剤を含有しない主なゴム手袋を表に示す．

●**盲点，注意点** 天然ゴム手袋に対するアレルギーでは，ラテックスによる即時型アレルギーがよく知られているが，加硫促進剤による遅延型アレルギーもおこりうることを念頭に置く必要がある．本症例で陽性反応がみられたジチオカーバメイトミックスは，以前にジャパニーズスタンダードアレルゲンとして用いられており，ジメチルジチオカルバミン酸亜鉛，ジエチルジチオカルバミン酸亜鉛，ジブチルジチオカルバミン酸亜鉛，エチルフェニルジチオカルバミン酸亜鉛を混合したアレルゲンであり，パッチテストパネルのカルバミックスとは含まれるアレルゲンの一部が異なる．

表 加硫促進剤を含有しない主なゴム手袋

商品名	販売会社
硫黄フリー・ニトリル手袋	大日貿易
ガメックス® パウダーフリー AF マイクロ	ジェイエムエス
センシタッチ・プロ・センソプレン	東レ・メディカル
ダーマシールド	アンセル・ヘルスケア・ジャパン
テクラップ®F4	ホギメディカル
ネオプレン手袋	アズワン
バイオジェル® ネオダーム	メンリッケヘルスケア
ベルテ キマックス セブンスセンス SF-7000	ミドリ安全

Dr. K・M's comment

加硫促進剤は天然ゴムでも合成ゴムでも使われている．ジチオカーバメイトミックス（JSA2008）では陽性率が2012年で1.0%．加硫促進剤を含まない手袋の情報が役立つね．手袋のアレルギー性接触皮膚炎では，手掌は角層が厚くて皮疹は出にくい．手首と手背は必発．

Key words
カルバミックス，加硫促進剤，ゴム手袋

（峠岡 理沙，加藤 則人）

Part2. パッチテストパネル®(S)-2

黒色ゴムミックス

No.16　パッチテストパネル®(S)-2

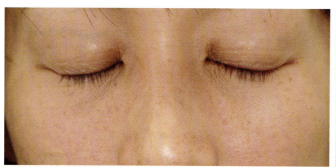

40歳，女性．2012年3月初診時
両上眼瞼に限局する，境界明瞭な淡い浮腫性の紅斑がみられた．

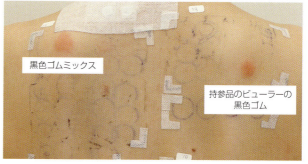

パッチテスト結果（72時間後）
黒色ゴムミックスおよび持参品のビューラーの黒色ゴムの貼布部位に紅斑・浮腫を認めた．

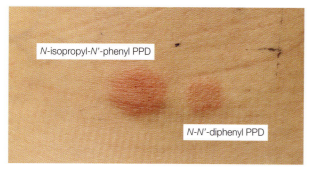

パッチテスト結果（1週間後）
黒色ゴムミックスを構成する3剤のうちの N-isopropyl-N'-phenyl PPD，N-N'-diphenyl PPD に紅斑，丘疹，浮腫が生じた．

臨床像の特徴

　本症例は点眼薬を使用するようになった2009年ごろから，眼瞼周囲の紅斑が出現するようになった．点眼剤中止とステロイド外用を行っても完全には改善せず，2012年3月に当科を受診した．

　初診時には，両上眼瞼に境界明瞭な浮腫性紅斑を認めた．詳細な問診により，化粧品の変更はないが，10年前からビューラーを使用しており，3年前から黒色ゴムに変更していることが判明した．黒色ゴムによる接触皮膚炎を疑い，パッチテストを施行した．

パッチテストの反応と読み方のコツ

　ジャパニーズスタンダードアレルゲンの黒色ゴムミックス（p-phenylenediamine [PPD] black rubber mix），PPDに陽性反応を示し，本人持参のビューラーの黒色ゴムにも陽性反応を示した．白色ゴムは陰性であった．さらに黒色ゴムミックス内のアレルゲンを特定するため rubber chemicals を追加貼布したところ，N-N'-diphenyl PPD と N-isopropyl-N'-phenyl PPD に陽性反応を示した．

文献

1) 鈴木加余子ほか：J Environ Dermatol Cutan Allergol 9: 101, 2015
2) Ozkaya E, Elinç-Aslan MS: Dermatitis 22: E10, 2011
3) Kuijpers DI, Hillen F, Frank JA: Contact Dermatitis 55: 77, 2006

● 黒色ゴムミックスとは

黒いゴム製品の老化防止剤として使用されている．N-1,3-dimethylbutyl-N'-phenyl PPD，N-N'-diphenyl PPD，N-isopropyl-N'-phenyl PPD の3剤から構成されている．

鈴木らによるジャパニーズスタンダードアレルゲンの陽性率の集計（1994～2012年）によると，黒色ゴムミックスの陽性率は1～2％前後である[1]．

● 黒色ゴムミックスを含む製品

ゴム製品 黒色ゴムミックスは黒いゴム製品の老化防止剤として含まれている．黒または灰色のゴム製品（タイヤ，ビューラーのゴム，ゴム長靴，サンダル，手袋，靴底，イヤホン，ステッキの柄，ウインドサーフィンボード，サポートストッキング，チューブ，エスカレーターの手すり，自転車のグリップ[2]，顕微鏡の接眼レンズ部[3]）などに含有されており，さまざまな接触皮膚炎の原因となりうる．

タイヤ

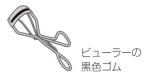
ビューラーの黒色ゴム

黒色ゴム長靴

●患者さんへの生活指導

黒色ゴムミックスに陽性を示した場合には，上述のような黒色ゴム製品への接触を避けるよう指導を行う．代替品を使用したり，綿やビニール手袋などで原因物質を遮断するよう指導を行うことがもっとも大切である．本症例においても，ビューラーのゴム部分を黒いゴムから白いゴムに変更することで症状の再燃は認められていない．

●注意点

黒色ゴムミックスは前述のとおり幅広く黒色ゴム製品に含有されているため，日用品のなかにも患者が原因製品だと気づかずに使用し続け，湿疹病変が慢性化していることも少なくない．そのため，原因不明な慢性湿疹患者では，職業や日常生活について詳細に聴取する必要がある．

職業上，黒色ゴムに日常的に曝露されたことによる感作が疑われた患者においては，職場の産業医もしくは安全衛生担当者に連絡し，取り扱っている機器や製品，商品にアレルゲンが含まれていないか確認して，曝露を避けるように対策を講ずる．また，使用可能なゴム手袋を確認するために，追加でパッチテストを行っておくとよい．

●情報

黒色ゴムミックスは黒色の染毛剤の成分である PPD と交差反応を生じることがあり，自験例でも PPD に陽性を示した．このように，黒色ゴムミックスに陽性を示した患者では，染毛剤にも留意するよう指導が必要である．また，植物性染料である henna にも PPD が含有されていることがあるので，henna を用いた染毛剤や henna tatoo にも注意を要する．

Dr. K・M's comment

黒ゴムミックスだけに陽性で，ほかのゴム関連アレルゲンは陰性．経過から感作はビューラーの黒ゴムと考えた症例．ビューラーのゴムとの接触は数秒と，短時間でも毎日数回接触すると感作が成立することがわかる．眼瞼の接触皮膚炎は奥が深い．

Key words
黒色ゴムミックス，接触皮膚炎，PPD

（岩田　洋平，松永　佳世子）

Part2. パッチテストパネル®(S)-2

No.17 パッチテストパネル®(S)-2

イソチアゾリノンミックス

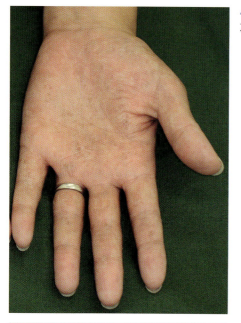

40歳，女性．2015年6月初診
左手掌に小水疱，紅斑がみられる．

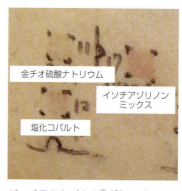

パッチテストパネル®(S)のパッチテスト結果（72時間後）
イソチアゾリノンミックスに＋，金チオ硫酸ナトリウム，塩化コバルトに＋？であった．

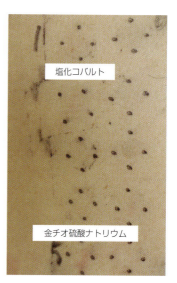

金属シリーズのパッチテスト結果（72時間後）
金チオ硫酸ナトリウム，塩化コバルトは陰性であった．

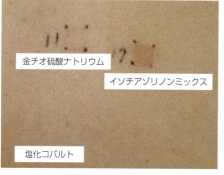

パッチテストパネル®(S)のパッチテスト結果（1週間後）
イソチアゾリノンミックスに＋？の反応が残っていた．金チオ硫酸ナトリウム，塩化コバルトは陰性化．

金属シリーズのパッチテスト結果（1週間後）
いずれも陰性を示した．

臨床像の特徴

　10年前から両手掌に紅斑，小水疱がみられた．皮疹の形態から汗疱型の手湿疹と診断され，近医でステロイド薬外用により治療するも軽快しないため，金属アレルギーを疑われ原因検索の目的で当院紹介となった．
　問診では金属にかぶれたことはないとのことだが，口内に歯科金属あり．アトピー性皮膚炎の既往はない．

パッチテストの反応と読み方のコツ

　パッチテストパネル®(S)，当院の金属シリーズを貼布．72時間目の判定ではパッチテストパネル®(S)のイソチアゾリノンミックスに＋，金チオ硫酸ナトリウム，塩化コバルトに＋？．金属シリーズのBrial社製金チオ硫酸ナトリウム，塩化コバルトは陰性．1週間後の判定ではパッチテストパネル®(S)のイソチアゾリノンミックスに＋？の反応が残っていたが，金チオ硫酸ナトリウム，塩化コバルトのいずれも陰性を示した．

● イソチアゾリノンミックスとは

イソチアゾリノンミックスはメチルクロロイソチアゾリノンとメチルイソチアゾリノンの合剤で，ジャパニーズスタンダードアレルゲン2008ではケーソンCGと表記されていた．防腐剤として日本での化粧品への配合は，洗い流す化粧品にのみ15 ppmまで使用が許可されていたが，メチルイソチアゾリノンが2004年より洗い流さない化粧品にも配合可能となった．日本皮膚アレルギー・接触皮膚炎学会の共同研究では，ケーソンCGのパッチテスト陽性率は従来1%台であったが，2011年以降2.0～2.7%と上昇しており，今後感作例の増加が予想される[1]．

● イソチアゾリノンミックスを含む製品

工業用品・日用品　イソチアゾリノン系化合物は防腐剤としての効果が高いことから，塗料などの工業製品の防腐剤，冷却水用殺菌剤，糊，シャンプー，化粧品などに広く用いられている[2]．

接触皮膚炎の原因としては，シャンプー，ボディソープなどの皮膚洗浄剤，化粧品のほか，冷感タオル，印刷用洗浄液などの報告がある．冷却ジェル寝具ではケーソン893（オクチルイソチアゾリノン）が原因となっており，注意が必要である．

シャンプー

化粧水

美容液マスク

●患者さんへの生活指導

本症例ではメチルクロロイソチアゾリノンとメチルイソチアゾリノンを含むシャンプー，洗顔料を使用していた．とくにシャンプーは高校生ごろから同じブランドの製品を継続使用していた．パッチテスト結果からイソチアゾリノン系防腐剤を含む製品の使用を禁じ，成分を確認して購入するよう指導した．金属については再現性がないことから，パッチテストパネル®(S)の反応は刺激と考え，対策はとらなかった．3カ月後に問い合わせたところ，シャンプーを変更してから症状は落ち着いており，その後も金属にかぶれることはないとのことであった．本症例ではシャンプーや洗顔料にアレルゲンが含まれていたが，頭部，顔面には湿疹病変を認めず，手湿疹であったことが特異であった．

●情報

本剤によるアレルギー性接触皮膚炎の報告は，外国製化粧品や外資系会社の製品によるものが多く，本症例の使用製品も外資系会社の製品であった．西欧ではメチルクロロイソチアゾリノン／メチルイソチアゾリノンが使用されていたが，メチルクロロイソチアゾリノンのほうがメチルイソチアゾリノンよりも感作性が強いことから，2000年初頭からメチルイソチアゾリノンが単独に使用されるようになった．しかし2010年以降，メチルイソチアゾリノンの感作率が上昇していることが各国から報告され，リンスオフ製品にのみに限定するよう勧告された．

Dr. K・M's comment

イソチアゾリノンミックスは今，陽性率が世界的にも上昇して話題のアレルゲンである．現在，パッチテスト試薬共同研究委員会で陽性率を検討しているが，化粧品皮膚炎の原因成分として洗い流さない製品に含まれるメチルイソチアゾリノンが注目されている．

文献

1) 鈴木加余子ほか：J Environ Dermatol Cutan Allergol 9: 101, 2015
2) 河上強志，伊佐間和郎，五十嵐良明：J Environ Dermatol Cutan Allergol 8: 147, 2014

Key words

防腐剤，メチルクロロイソチアゾリノン／メチルイソチアゾリノン，ケーソンCG

（西岡　和恵）

Part2. パッチテストパネル® (S)-2

No.19, 22　パッチテストパネル®(S)-2

メルカプトベンゾチアゾール /
メルカプトミックス

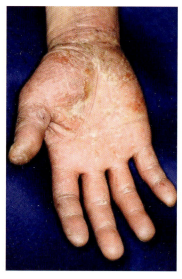
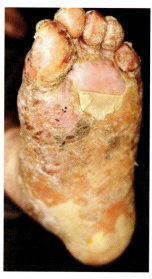

37歳，男性，職業は建築業．2013年1月初診
手足には過角化や水疱，膿疱を伴う紅斑を認めた．

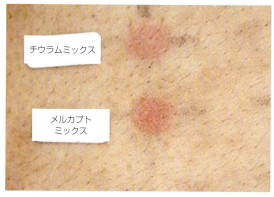

パッチテスト結果（1週間後判定時）
メルカプトミックスが48時間，72時間，1週間後判定で陽性であった．ほかにチウラムミックス，ジチオカーバメイトミックスも陽性であった．

臨床像の特徴

　メルカプトベンゾチアゾール/メルカプトミックスによる接触皮膚炎の多くは，職業性の接触皮膚炎として報告されている．もっとも原因となるのはゴム手袋であるが，長靴や靴による報告も散見される．そのため，手袋の触れる手から前腕にかけて，また靴の当たる部位に難治性，再発性の湿疹病変を来すことが多い．また手袋をした手で顔を触れたりするために，airbone contact dermatitis[1]を生じ，眼瞼などに症状をみることもある．

パッチテストの反応と読み方のコツ

　従来のジャパニーズスタンダードシリーズにはメルカプトベンゾチアゾールを含むメルカプトミックスが一つのアレルゲンとして入っていたが，パッチテストパネル®(S)にはメルカプトベンゾチアゾールの単体のものと，それ以外のものがメルカプトミックスとして入っている．両者はともに陽性になることは半数程度であるが，メルカプトベンゾチアゾールのみに陽性の場合でも，メルカプトミックスが弱陽性のことも多いと報告されている[2]．

　また，ゴム製品のなかにはチウラム系，カーバメイト系が混在して使われていることが多く，ともに陽性所見を呈することをしばしば経験する．

文献

1) Hashimoto Y et al: J Environ Dermatol Cutan Allergol 1: 54, 2007
2) Warshaw EM et al: Dermatitis 24: 321, 2013
3) 鈴木加奈子 ほか : J Environ Dermatol Cutan Allergol 9: 101, 2015

● メルカプトベンゾチアゾール / メルカプトミックスとは

　ゴム製品の製造工程で使用される加硫促進剤の一つである．ゴムの加硫剤である硫黄による架橋結合を補助し，手袋の引張強度を強化する目的で使用される．メルカプト系加硫促進剤で熱加硫された実際のゴム製品には，当初配合されたメルカプト系化合物は熱分解されてしまい，メルカプトベンゾチアゾール，あるいはそのジスルフィド体であるジベンゾチアジルジスルフィドが残存していることが確認されている．

● メルカプトベンゾチアゾール / メルカプトミックスを含む製品

日用品　ゴム靴（スニーカー，テニスシューズ，長靴など），革靴（接着裏地，敷革），ゴム手袋，軍手，下着（ブラジャー，ガードル，靴下），タイヤ，チューブ，ゴム製おもちゃ，ゴム風船，接着剤，洗剤，殺菌薬．

工業用品・その他　切削油，不凍剤，潤滑剤，腐食防止剤，セメント，獣医用ノミ・ダニスプレーとパウダー，コンドーム，ペッサリー，腎透析装置など．

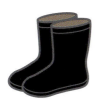
ゴム長靴

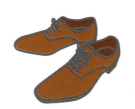
革靴

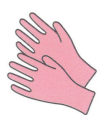
ゴム手袋

●患者さんへの生活指導

職業的にはゴム手袋をよく使用する美容師，医療従事者，清掃業者，工業従事者に生じる．長靴や靴を長時間履くような職業の方も注意が必要である．この物質にアレルギーがある場合には加硫促進剤の含まれない手袋やゴムのない靴下を探して履く必要があり，下着の場合には直接皮膚に触れないように工夫する．靴の場合も，やはりゴムの部分が直接触れないように中に身につけるものを工夫し，長時間着用したままにならないように気をつける．

●盲点・注意点

ゴムの加硫促進剤による接触皮膚炎の多くは職業性であるため，気づかれにくく，また原因を除去しにくい．仕事内容の細かな確認，代替品の推奨をするなど，環境改善に努める必要がある．

●有益情報

ジャパニーズスタンダードシリーズ 2008 のゴム加硫促進剤の陽性率[3]はチウラムミックスがもっとも高く，ジチオカーバメイトとメルカプトベンゾチアゾール系は 1％程度の陽性率で推移している．ゴム加硫促進剤全体としての陽性率は近年やや上昇傾向がみられている．

Dr. K・M's comment

すごい皮疹だね．加硫促進剤を含まない手袋の情報（カルバミックス，p.40〜）はあったけど，長靴の情報はどうだろう．この症例はどうなったんだろう？　高山先生教えてください．

Key words
ゴム製品，職業性接触皮膚炎，加硫促進剤

（高山　かおる）

Part2. パッチテストパネル® (S)-2

パラフェニレンジアミン

No.20　パッチテストパネル®(S)-2

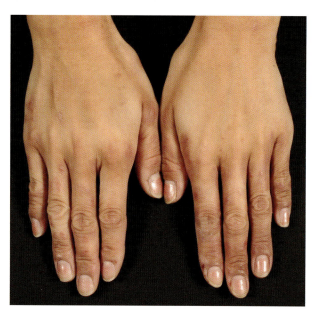

20歳台，女性，理美容師．初診時臨床像

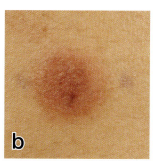

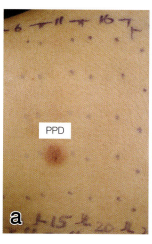

パッチテスト所見（72時間後）
(a) 1% PPDが陽性．小水疱を伴う浮腫性紅斑が観察された．
(b) PPDの陽性反応（強拡大）．

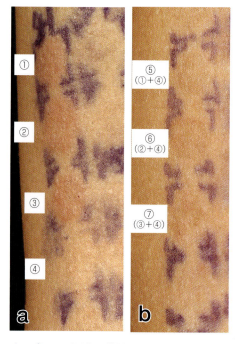

オープンテスト所見（塗布24時間後）
(a) 酸化染毛剤3製品（①～③）の1剤塗布部位には，紅斑と丘疹が観察された．2剤のみを塗布した部位（④）は陰性であった．
(b) ①～③をそれぞれ④に塗布した2剤と混合したものを塗布した部位（⑤～⑦）は，陰性またはわずかに丘疹を生じる程度の反応で，判定がむずかしかった．48時間後も同様の所見であった．

臨床像の特徴

パラフェニレンジアミン（PPD）は，以前は理美容師の手荒れの原因とされたが，最近では消費者の顔面や頭皮の接触皮膚炎の原因として問題となっている．また，全身性接触皮膚炎を生じた症例では，原因不明の自家感作性皮膚炎や慢性湿疹として漫然と対症治療が施されている場合がある．遅延型反応のみならず，アナフィラキシーショックも生じることもあるため注意が必要である．

皮膚テスト（パッチテストとオープンテスト）のコツ

本邦におけるヘアカラーの皮膚テストは，1剤と2剤を混合して行うオープンテストが一般的である．as isで閉鎖貼布はしない．ただし，製品のオープンテストは偽陰性を呈することがあり，ヘアカラーによる接触皮膚炎を疑った場合は，パッチテストパネル®（S）によるPPDの貼布が有用である．

判定時に検査部位が黒色になることがあるが，注意深く観察すれば紅斑も確認できる．指で触れながら浮腫や浸潤の有無を確認する．

● パラフェニレンジアミン（PPD）とは

　永久染毛剤のなかの酸化染毛剤の有効成分である酸化染料であり，酸化されると黒色になる．過酸化水素はメラニンを脱色するとともに，酸化染料を酸化重合させて発色する．毛髪中の金属などの還元作用がある物質によっても，さらに酸化重合反応が進む．染毛剤関連成分の p-toluenediamine，p-aminodiphenylamine，2,4-diaminoanisole や p-aminophenol などの成分との交差反応が知られている．そのほかにベンゾカイン，プロカインやハイドロキノンとの交差反応が知られている．

● パラフェニレンジアミン（PPD）を含む製品

　[染毛剤]　接触皮膚炎の原因となる化粧品のうち，もっとも原因となりやすい製品の一つが染毛剤である．PPDは染毛剤によく使用される成分であり，接触皮膚炎を生じることは知られているが，消費者のニーズに合った色を作り出すことができるため，酸化染毛剤によく含有される．

　また henna tatto のなかにも PPD を含む製品があるため，注意を要する．

　[その他]　毛皮や繊維製品，インクなどにも使用される．

染毛剤

●**患者さんへの生活指導**　PPD を使用していない酸化染毛剤を使用した製品もあるが，p-toluenediamine をはじめ，酸化染毛剤の成分のなかには PPD と交差反応を呈する成分もあることから，PPD が陽性であった場合には酸化染毛剤の使用を控え，ヘアマニキュアやピロガロールを用いた製品の使用を勧める．ピロガロールも稀に接触皮膚炎を生じることはある．いずれの製品を使用する場合でも，製品を使用する前にセルフテストを行うように指導する．セルフテストが陰性であったにもかかわらず症状が出現した場合には，パッチテストを受ける必要があることを説明する．

　日本ヘアカラー工業会 HP（http://www.jhcia.org）に，ヘアカラーやセルフテストの方法を含めた使用方法，注意事項等が一般消費者にわかりやすく解説されている．

●**有益情報・トピック**　2015 年 10 月に，消費者庁公表の 3000 人の消費者を対象に行ったアンケート調査（消費者安全法第 23 条第 1 項の規定に基づく事故等原因調査報告書）の結果，9 割以上が「セルフテストについて知っている」と回答したにもかかわらず，「毛染めをする前にセルフテストを必ず行う」と回答した消費者は 2％のみであった．この結果を受けて，メーカーは消費者が使用前のセルフテストを行いやすいパッケージの表示や，説明書の記載について工夫をするよう求められている．また 1 剤，2 剤の混合液を使用したセルフテストには偽陰性もあり，より確実で簡単なセルフテストの方法の検討が行われている．

　これまで本邦における PPD のパッチテスト試薬の入手が困難であったため，皮膚科医や消費者が染毛剤による皮膚障害を疑いながらもパッチテストで確認できなかったケースも多くあると推察されるが，2015 年 5 月末に PPD を含んだパッチテストパネル®（S）が発売され，皮膚科医であれば確実に PPD のパッチテストができるようになった．

Dr. K・M's comment

パラフェニレンジアミンは劇物に指定されており，パッチテストパネル®（S）が発売されるまで日本でパッチテスト試薬は輸入もできなかった．パッチテスト試薬共同研究ではその陽性率は 2012 年 7.1％で化粧品関連アレルゲンでは常にトップを占める．交差反応にも注意．

Key words
ヘアカラー，パッチテスト，酸化染毛剤

（伊藤　明子）

Part2. パッチテストパネル®(S)-2

No.21 パッチテストパネル®(S)-2

ホルムアルデヒド

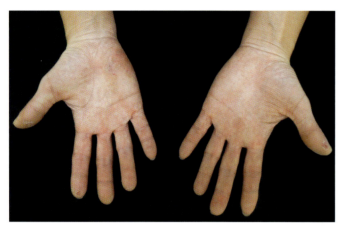

42歳，女性．食品加工業従事
両手掌・手指に紅斑，丘疹，漿液性水疱をくり返していた．とくに既往はない．

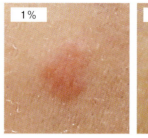 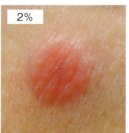

Finn Chamberを用いたパッチテスト結果（1週間後）
ホルムアルデヒド1%（$0.3\ mg/cm^2$）と2%（$0.6\ mg/cm^2$）の貼布部位に紅斑，丘疹，浮腫を認めた．同時に検査したほかのジャパニーズスタンダードアレルゲンはすべて陰性であった．手の洗浄剤に感作された可能性が考えられた．

臨床像の特徴

洗浄剤による女性の手湿疹が典型的な症状[1,2]とされるが，実際にはホルムアルデヒドの用途は多岐にわたり，皮疹の出現する部位はさまざまである．たとえば，新品の衣類や靴の加工剤や接着剤，日用品や化粧品（とくに輸入品）の防腐剤として，ホルムアルデヒドやその前駆物質が含まれることがあり，装着部位，接触部位に一致した左右対称性の湿疹病変を呈することがある[3]．また，パッチテスト陽性例に即時型アレルギーが合併する場合があり，特異IgE検査が有用である[4]．

職業的には金属加工油剤によるものが多く，曝露された顔や手などの露出部で接触蕁麻疹，または吸入による喘息様の呼吸器症状を生じる場合がある[3,4]．

歯根管治療剤に含まれるホルムアルデヒドで感作された接触蕁麻疹や，アナフィラキシーの症例も報告があり，歯科治療歴の聴取も重要である[4,5]．

パッチテストの反応と読み方のコツ

刺激反応がおこりやすく，72時間後と1週間後の経過を注意深く観察する必要がある．約5%の頻度で，1週間後に初めて陽性になる症例があると報告されている[6]．

パッチテスト試薬はジャパニーズスタンダードアレルゲン2008では1%ホルムアルデヒド溶液（フィンチャンバー法では$15\ \mu l$滴下，単位面積あたりの重量は$0.3\ mg/cm^2$）が用いられているが，現在，欧州では2%溶液（$0.6\ mg/cm^2$）で検査する方法が主流である[7]．

一方，佐藤製薬がT.R.U.E. TEST®（Smart Practice社［米国］）を基に製造し，2015年5月に本邦で上市された「パッチテストパネル®(S)」は，ホルムアルデヒド試薬としてホルムアルデヒド遊離物質を採用している．これは皮膚中の水と反応してホルムアルデヒドを放出するもので，計算上のホルムアルデヒドの換算値は$0.18\ mg/cm^2$である．検査系によって反応性が異なる可能性があることに注意したい．

文献

1) de Groot AC et al: Contact Dermatitis 61: 63, 2009
2) Cronin E: Contact Dermatitis 25: 276, 1991
3) Agner T, Flyvholm MA, Menné T: Am J Contact Dermat 10: 12, 1999
4) Lyapina M et al: J of IMAB 18: 255, 2012
5) Kitagawa T et al: Environ Dermatol 8:146, 2001
6) Hauksson I et al: Acta Derm Venereol 90: 480, 2010
7) Pontén A, Bruze M: Dermatitis 26: 3, 2015
8) 独立行政法人製品評価技術基盤機構 製品安全センター，http://www.nite.go.jp/jiko/s_standard/seitaishogai/bussitsu/s114.html
9) Doi T, Kajimura K, Taguchi S: J Health Sci 56: 116, 2010
10) 化粧品法規制研究会編：国際化粧品規制2015，薬事日報社，東京，p.253, 2015

● ホルムアルデヒドとは

分子式 CH_2O, 常温で気体の強い刺激性をもつ有機化合物であり, 37%以上の水溶液はホルマリンとよばれる. 一般には, シックハウス症候群の原因としての認知度が高い.

● ホルムアルデヒドに関連する製品

工業用品・日用品・化粧品ほか　ホルムアルデヒドの用途は, 樹脂, 建材, 塗料, 衣料品, 洗剤, 消毒剤, 防腐剤, 除光液, 化粧品など多岐にわたる. 衣料品の防しわ加工剤であるユリア樹脂やメラミン樹脂は, 分解してホルムアルデヒドを遊離しやすく, 本邦では昭和40年代に多くのアレルギー性接触皮膚炎患者を出した[8].

最近, 米国においてホルムアルデヒドはもっとも話題性の高い接触アレルゲンとして, American Contact Dermatitis Society (ACDS) Contact Allergen of the Year for 2015 に選ばれている[7]. この背景には, 米国では化粧品に含有できるホルムアルデヒド遊離型防腐剤 (formaldehyde-releasers) の規制がなく, 接触皮膚炎が多数発生していることがある[1]. ホルムアルデヒド遊離型防腐剤を配合した製品からは, 成分表示に含まれないホルムアルデヒドが分解により生じる[9]ため, ホルムアルデヒドアレルギーの患者が使用すると接触皮膚炎を含めた健康被害を生じる場合があり, 日本を含め, 各国が規制の対象としている[10].

各種洗剤

●患者さんへの生活指導

上記製品に注意し, 避けるよう指導することを基本とする. 海外製の化粧品, 石鹸やシャンプーなどの製品では, ホルムアルデヒド遊離型防腐剤が含まれている可能性を考慮して, 表のようなリストを患者に渡して注意喚起する[10]. また, 職業的曝露としては金属加工油剤, 洗浄剤, 歯根管消毒薬, 医療器具の消毒薬などがあり, 避けるよう指導する.

表　各国の化粧品で使用できるホルムアルデヒド遊離型防腐剤濃度（文献10より引用, 改変）

防腐剤の名称	配合最高濃度（%）			防腐剤の名称	配合最高濃度（%）		
	日本	EU・ASEAN・中国	米国		日本	EU・ASEAN・中国	米国
ホルムアルデヒド	禁止	0.1 [*2] / 0.2 [*3]	基準なし	ブロノポール	禁止	0.1 [*4]	基準なし
DMDMヒダントイン	0.3[*1]	0.6		メセナミン		0.15	
イミダゾリジニルウレア	0.3[*1]	0.6		クオタニウム-15		0.2	
ジアゾリジニルウレア	禁止	0.5		ヒドロキシメチルグリシンNa		0.5	
5-ブロモ-5-ニトロ-1,3-ジオキサン		0.1 [*4]		フェニルメトキシメタノール		0.15 [*4]	

＊1：粘膜に使用されず洗い流す化粧品のみ使用可, ただし「ホルムアルデヒドに過敏な方および乳幼児のご使用はおさけください」とパッケージに記載する義務がある, ＊2：口腔化粧品, ＊3：その他の化粧品, ＊4：洗い流す製品のみ.

Dr. K・M's comment

このパッチテスト反応はアレルギー反応だね. 1週間後, 貼布した面積全体が浸潤を伴う紅斑になっている. 食品加工業に従事しており, ホルマリンが含まれた加工製品に触っている可能性がある.

Key words

ホルムアルデヒド, formaldehyde-releasers

（沼田　茂樹, 岩田　洋平, 松永　佳世子）

Part2. パッチテストパネル®(S)-2

チメロサール

No.23 パッチテストパネル®(S)-2

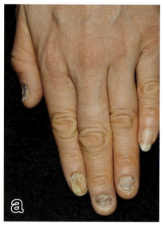
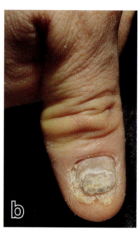

40歳，女性．初診時臨床像
(a) 左手は拇指〜環指爪の一部が白色調に混濁，先端は灰褐色調で陥凹，剥離，栄養障害性変化がみられた．
(b) 左手拇指の拡大像．

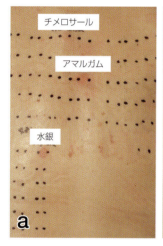
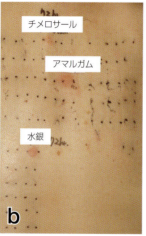

パッチテスト結果
(a：48時間後，b：72時間後）チメロサール，アマルガムに加え，金属アレルゲンでは水銀のみ陽性を呈した．

臨床像の特徴

本症例の爪病変は歯科治療直後に生じたものではなく，口腔病変もみられなかった．IgE 524 UA/ml と高値で，RAST値はスギ(3)，ハウスダスト(3)，ダニ(4)の抗体で陽性を呈していた．

誘因なく進んだ爪病変の爪変性は一様でなく，左示指内側縁のみ白色調肥厚混濁像を呈しており，他指爪は爪根から先端に向かって灰褐色調で剥離，変性像が増悪していく傾向であった．

パッチテスト反応と読み方のコツ

患者は40歳でかぶれの既往はなかったが，歯科金属との関与を疑い，パッチテストを行ったところ，アマルガム，水銀，チメロサールに強陽性を呈した．水銀の歴史的使用状況から，高齢者では水銀感作が成立している症例を経験することがあり，交差感作でチメロサールも陽性を呈する症例が多いようである．

● チメロサールとは

　チメロサールは殺菌作用のある水銀化合物であるが，メチル水銀と違って体内に蓄積しない．添加にあたり十分に安全性は確認されているが，インフルエンザワクチン添加防腐剤をチメロサールから2-フェノキシエタノールに変更した接種後には局所副作用が軽減した，と寺田らは報告している[1]．

　西澤らは，口腔粘膜扁平苔癬では金属歯の接触部に病変がある場合を除いて金属アレルゲンとの関与は少ないが，爪扁平苔癬では歯科金属との関与を疑って検索する意義があると報告しており[2]，パッチテスト結果から，本症例の爪病変は歯科金属との関与を証明できたことになる．歯科治療は5年前に終了していたが，歯科定期検診が必要と考える．

● チメロサールを含む製品

食品　魚介類（とくにマグロ類，カジキ類）
医薬品　歯科金属
日用品・その他　顔料，韓国製化粧品（防腐剤），アジア製化粧品（防腐剤）

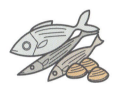
魚介類

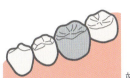
歯科金属

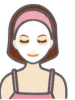
アジア製化粧品

●患者さんへの生活指導
魚介類にはエチル水銀より蓄積性のあるメチル水銀が含まれており，とくにマグロ類，カジキ類に高い濃度で蓄積されるので過食を避ける．顔料，韓国製化粧品などにも含有されている可能性があるので，とくにアジアの土産製品を購入したり，使用したりする際には成分確認をすることを指導する．

●情報
環境汚染による公害問題への配慮から，水銀の利用は減少し，近年チメロサールもワクチン防腐剤として使用しない，あるいは減量して使用するなどの措置がとられるようになっている．虫歯治療にも水銀アマルガム使用が減少したことにより水銀感作率が減少しているとの報告[3]もある．

　また，韓国化粧品皮膚炎患者の防腐剤アレルゲンのうちチメロサールは9.9%と本邦の2倍以上の陽性率を呈しており[4]，本邦では韓国化粧品の人気が高いことから，今後の陽性率の推移に注目していきたい．

Dr. K・M's comment
チメロサール，水銀，アマルガムに陽性だね．爪の扁平苔癬の時は，歯科金属アレルギーとの関与が強く疑われる．また，チメロサールを多く含む食品は避けよう．スタンダードアレルゲンのパッチテストが役立つ情報を提供するね．

文献
1) 寺田喜平ほか：小児感染免疫 22: 145, 2010
2) 西澤 綾, 佐藤貴浩：アレルギーの臨床 32: 1354, 2012
3) 松尾閑乃：アレルギーの臨床 32: 714, 2012
4) Lee SS et al: J Dermatol 39: 677, 2012

Key words
爪扁平苔癬，交差感作，歯科金属

（関東　裕美）

Part2. パッチテストパネル®(S)-2

No.24　パッチテストパネル®(S)-2

チウラムミックス

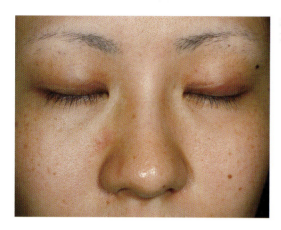

24歳，女性．2011年8月初診
左右上眼瞼に落屑を伴う暗紫色斑を認める．

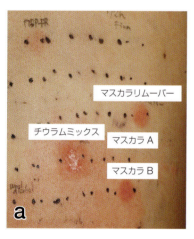

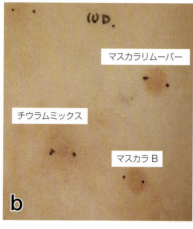

パッチテスト結果
(a) マスカラリムーバーとマスカラBはセミオープンで陽性．同時に貼布したジャパニーズスタンダードシリーズのチウラムミックスの72時間後判定でICDRG基準2+の強陽性．
(b) 10日後も反応が継続している．

臨床像の特徴

チウラムの接触部位に紅斑，丘疹，小水疱，大水疱，落屑を認める．

手袋による皮疹は，汗をかいて圧迫される指間や，手首に目立つことが多い．

原因が靴の場合，しばしば新しい靴を使用した場合に突然発症することがある[1]．

パッチテストの反応と読み方のコツ

同じアルキルアミノ基を有するチウラム系化合物とジチオカーバメート系化合物，アミンとの間には交差感作が確認されている[2]．そのため原因物質同定のためには，パッチテスト時に，これらの物質を同時に貼布することが重要である．

本症例は，眼瞼に皮疹をくり返しているため，使用しているマスカラとリムーバーによる接触皮膚炎を疑い，製品 as is でテストを施行したが，同時にジャパニーズスタンダードシリーズを貼布していたことで，まつ毛用ビューラーのゴムも原因であることが判明した．パッチテスト時には，スタンダードシリーズも同時に貼布することが重要であると考えた．

文献
1) 日本接触皮膚炎学会診療ガイドライン委員会：日皮会誌 119: 1757, 2009
2) 関東裕美, 石原 勝, 伊藤正俊：皮膚 27: 501, 1985

● チウラムとは

　ゴム製品は，製造工程で加硫剤，加硫促進剤，加硫の二次促進剤，補強材，粘着剤，老化防止剤，接着増進剤などいろいろな物質が配合されている．このうち加硫促進剤はゴム製品の安定性と加硫時間の短縮のために添加される．代表的なものとしてチウラム系加硫促進剤，ジチオカーバメート系加硫促進剤，メルカプトベンゾチアゾール系加硫促進剤などがある．チウラム系加硫促進剤はパッチテスト陽性率が高く，ゴム手袋による接触皮膚炎の主なアレルゲンとなっている．

　ジャパニーズスタンダードシリーズのチウラムミックスには tetramethylthiuram disulfide (TMTD), tetraethylthiuram disulfide (TETD), tetramethylthiuram monosulfide (TMTM), tetrabuthylthiuram disulfide (TBTD), dipentamethylenethiuram tetrasulfide (DPTT) 0.25% pet. が含まれる．

● チウラムを含む製品

ゴム製品　ゴム製の医療用・工業用または家庭用手袋，ゴム長靴，ゴーグル，下着のゴム部分，タイヤ，チューブ，コンドーム，化粧用パフ，まつ毛用ビューラーのゴム，ヘッドホン，耳栓，駆血帯，膝装具のゴムベルトやコルセットなど．

その他　殺菌消毒薬，農業用殺虫剤，接着剤，石鹸，腎透析装置，アルコール中毒症治療薬．

ゴム手袋

ゴム長靴

ビューラーのゴム

●患者さんへの生活指導

身の回りの日用品にも，ゴム製品は多数存在する．とくに手袋は家事以外にも食品製造業，美容師，介護・医療従事者などで広く使用されているため，接触皮膚炎をひきおこす可能性が高い．チウラム系加硫促進剤などの添加剤は，天然ゴム手袋，合成ゴム手袋の製造過程でも使用されるため，パッチテストで陽性を呈した場合は，代替製品として塩化ビニル製手袋の使用を勧める．また最近，ベルテキマックスセブンスセンスなどの加硫促進剤を含まないゴム手袋が発売されている．

●盲点・注意点

チウラム系加硫促進剤は，加硫工程で加熱することにより熱分解され酸化亜鉛と反応してジチオカーバメート系化合物の亜鉛錯体となり，さらに分解してアミンを生成する．この過程でチウラム系化合物は熱分解されてしまい，ジチオカーバメート系化合物が残存することが判明している．そのためチウラム系加硫促進剤の使用されたゴム製品では交差感作も含めチウラム系，ジチオカーバメート系化合物による感作を確認するためジャパニーズスタンダードシリーズのチウラムミックス，ジチオカーバメートミックスを同時にパッチテストすることが推奨されている．

Dr. K・M's comment

チウラムミックスの陽性率は2000年頃2.3%から増えはじめ，2011年に5.3%とピークとなり，2012年には3.5%と減少がみられる．天然ゴム，合成ゴム両方の加硫促進剤なので，一度感作されると，加硫促進剤を含まない手袋が必要になる．カルバミックス，p.40~ を参照しよう．

Key words
チウラムミックス，ビューラー，アレルギー性接触皮膚炎

（鷲崎　久美子）

Part3. 鳥居パッチテスト試薬

ウルシオール

No.25 鳥居パッチテスト試薬

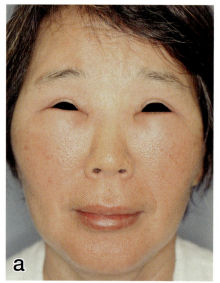
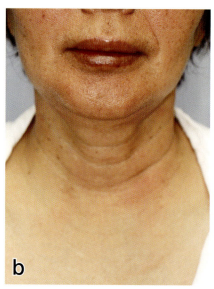

66歳，女性
(a) 両上眼瞼，頬部を中心に，顔面全体に著明な浮腫とびまん性紅斑が存在する．
(b) 頸部にも紅斑が存在した．

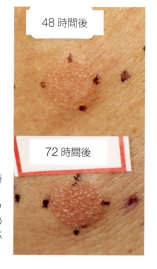

パッチテスト結果（48時間後，72時間後）
48時間後，72時間後判定ともに，ウルシオール（0.002% pet.）は2＋の強陽性反応であった．72時間後の反応は，48時間後判定時より増強していた．

臨床像の特徴

　初診2日前にウルシ塗り食器を扱う店で竹製箸を購入し，使用を開始した．同日夜より，眼周囲の瘙痒感が出現し，翌日起床時には顔面が腫脹した．その後も顔面の腫脹が増悪したため当科を受診した．

　初診時，両上眼瞼，頬部を中心に，顔面全体に著明な浮腫とびまん性紅斑が存在し，頸部にも紅斑が存在した．購入した箸はウルシ塗りではなく，手指に皮疹がなかったため，箸による接触皮膚炎は否定的と考えた．その後，その店では定期的に"ウルシ塗り教室"を行っていることが判明した．来店日に開催していたかどうかは不明であるが，皮疹が露出部に限局していることより，ウルシオールによる airborne contact dermatitis の可能性が高いと考えた．

パッチテストの反応と読み方のコツ

　48時間後，72時間後判定ともに紅斑，浮腫，小水疱形成を認め，ICDRG判定で2＋と判定した．さらに72時間後の反応は，48時間後判定時より増強していた．パッチテストで強陽性反応を示したことは，臨床所見での顔面全体の著明な浮腫性紅斑と対応すると考えた．

　以上より，本例をウルシオールによるアレルギー性のairborne contact dermatitisと診断した．

文献

1) 岡 恵子：皮膚病診療 29（増）：31, 2007
2) 長村蔵人，中田土起丈：皮膚病診療 35: 145, 2013
3) 高須英津子，鷲見康子，松永佳世子：皮膚病診療 28: 167, 2006
4) 岡 恵子，安原 義，杉本昭子：臨皮 63: 9, 2009
5) 宮川真輝ほか：臨皮 59: 721, 2005
6) 安田昌史，磯貝善蔵，辻 卓夫：皮膚臨床 35: 65, 1993
7) 金子勝美ほか：皮膚病診療 12: 1099, 1990

● ウルシオールとは

　ウルシオールはウルシの有効成分で，強力な感作能を有する．ラッカーゼ（脱水素酵素）の酸化作用でウルシオールが重合し，さらに酸化重合が進むと網目状に高分子が形成されて，硬化が完成する．完全に硬化した後には感作能力がなくなるが，硬化過程が不十分だとウルシオールの抗原性が失活せず，接触皮膚炎の原因となる[1,2]．

　ウルシオールは，マンゴー，カシューナッツシェルオイル，イチョウ葉，ギンナンと交差反応する．マンゴーはウルシ科マンゴー属であり，主要抗原のマンゴールは果実よりも果皮に多く含まれ，ウルシオールと交差反応する[3,4]．カシューナッツはウルシ科アナカルディウム属の木の種であり，ナッツの殻に含まれる液を熱処理したものがカシューナッツシェルオイルで，その主成分であるカルダノールとカルドールの化学構造式はウルシオールと類似する[5]．イチョウ葉とギンナンはイチョウ科に属するが，イチオールとよばれる4種類の抗原成分のうち，ginkgolic acid は脱カルボキシル化されてカルドールになりやすい[3]．

● ウルシオールが含まれる植物や製品 [1,2]

植物　ウルシ科ウルシ属のウルシ，ヤマウルシ，ツタウルシ，ヤマハゼ，ハゼノキ．
日用品　塗料・錆び止め・接着剤として，漆器，箸，座卓，仏壇，アクセサリー，釣り竿，三味線，碁盤，将棋盤，将棋の駒，神輿，襖の桟，人形ケース，南部鉄瓶，金継ぎなどに使用されている．

ウルシ

漆器
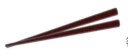
箸

●患者さんへの生活指導
airborne contact dermatitis は大気中に撒布された物質が，顔面などの露出部に付着してひきおこされる刺激性またはアレルギー性の接触皮膚炎である．過去には，ウルシを接着剤として修理に使用した茶釜で湯を沸かしたところ，ウルシが気化して airborne allergic contact dermatitis を生じた症例が報告されている[6]．直接接触のみではなく，ウルシオールが撒布される環境も避けるように指導する必要がある．

●盲点
ウルシ塗りの箸による接触皮膚炎は，利き手の第1，2指間に小水疱，紅斑が生じる特徴があるが，顔面・頸部など，箸が直接接触する部位以外にも皮疹が出現することがあるため[1,7]，詳細な問診と診察が必要である．また，塗られたウルシの抗原性がなくなるのは約半年といわれているが，製作して約2年目の箸で接触皮膚炎を生じたという報告[1]もあり，注意が必要である．

●注意点
カシューナッツシェルオイルは塗料として人工ウルシ（カシュー塗料）ともよばれ，ウルシに似た光沢が得られるが，ウルシよりも安価で乾燥させやすいとして使用されている．本邦でも，木製の机の塗料として使用されたカシューナッツシェルオイルによる接触皮膚炎が報告されている．カシューナッツシェルオイルはウルシオールと交差反応するため，人工ウルシも避けるように指導する必要がある[1,5]．

Dr. K・M's comment
ウルシオールのパッチテスト72時間反応は小水疱を伴い，ICDRG基準で2＋の反応だね．2012年は11.4%の陽性率で，1994年からずっと10%前後を維持している．樹脂が付着すると面で反応するが，漆の木では，線状の皮疹ができる．ウルシ科の植物と交差反応する．

Key words
ウルシオール，airborne contact dermatitis，ウルシ塗り

（大迫　順子，清水　奈美，鶴田　大輔）

Part3. 鳥居パッチテスト試薬

塩化第二水銀

No.26　鳥居パッチテスト試薬

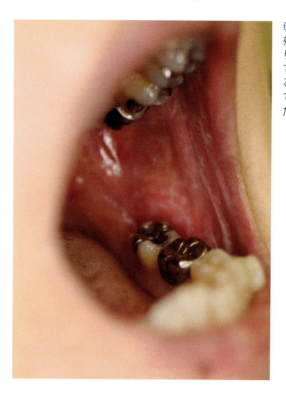

62歳, 女性
頬粘膜には凹凸不整があり, 乳白色の白色レース状であった. 食事の際にしみることあり. 歯科金属としてアマルガム充填物があった. C型肝炎はなし.

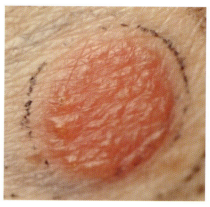

パッチテスト結果（1週間後）
塩化第二水銀（0.05% aq.）1週間後判定：紅斑, 丘疹, 水疱, 浸潤あり, ICDRG基準で2+であった.

臨床像の特徴

　扁平苔癬は, 皮膚および口腔粘膜に生じる慢性炎症性疾患であり, 原因として歯科金属アレルギー, 薬剤, C型肝炎などがある[1].

　本症例では口腔粘膜に扁平苔癬があり, 皮疹近傍にアマルガム充填物が数個みられる. 食事の際にしみて痛いという症状があり, アマルガムの除去を希望している. しかし, アマルガムを除去しても症状が改善しない場合もあることを説明した.

　患者は歯科医と相談し, 自費診療になるがアマルガム除去を希望, 随時除去を行っている. 治療開始後は, いったんしみる感じが増強したようであるが, 徐々に減少してきている. しかし, まだ歯科治療継続中のため, 経過観察が必要である.

パッチテストの反応と読み方のコツ

　1週間後判定で, 紅斑, 丘疹, 水疱, 浮腫がみられ, ICDRG基準で2+と, 強い陽性反応を示している. パッチテスト陽性部に強い痒みも有しているので, very strongランクのステロイド外用薬を使用している. 同時に水銀と交差反応をおこすといわれている金チオ硫酸ナトリウム（0.5% pet.）も貼布したが, 陰性であった. この症例でも, 金と水銀は交差反応を示さなかった（金チオ硫酸ナトリウム, p.32～参照）.

文献
1) 夏秋 優：MB Derma 46: 20, 2001
2) Andersen KE, Hjorth N, Menné T: Contact Dermatitis 10: 97, 1984
3) 中山秀夫, 村田真道, 森戸百子：歯界展望 43: 382, 1974
4) 池戸泉美ほか：J Environ Dermatol Cutan Allergol 8: 460, 2014

● 塩化第二水銀とは

塩化第二水銀は2価の無機水銀である．

水銀アレルギーは特殊なアレルギーの形態を示すことが知られている．体温計や血圧計の破損により発生した水銀蒸気を気管から吸入することにより，臀部，間擦部などに紅色丘疹を来す baboon syndrome[2] と，歯科金属中の水銀アマルガムに由来する dental metal eruption[3] がある．

● 水銀を含む製品

医薬品 歯科金属，医療器具（体温計，血圧計など），消毒薬（赤チン），朱肉，防腐剤，殺菌剤，殺虫剤，髪の強壮剤，頭皮の治療薬，種子消毒用農薬．

日用品・その他 乾電池，染料，朱肉，入れ墨，木材保存料，帽子製造，写真，印刷，金属エッチング，革なめし，蛍光灯，ブラウン管，気圧計など．

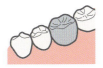
歯科金属

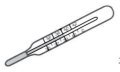
水銀体温計

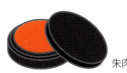
朱肉

●患者さんへの生活指導

水銀のアレルギーであることを説明し，水銀の含まれる製品の説明書を渡して，使用を避けるように注意を促す．歯科金属に関しては，口腔粘膜や舌に所見や症状がある場合は，歯科医と相談して除去し，水銀を含有しない歯科金属に置換してもらうことを勧める．しかし歯科治療では，場合によっては自費診療となるため患者負担が大きくなること，また，置換後に症状が軽減しない場合もあり得ることを先に必ず説明する必要がある．

●情報

アマルガムとは，無機水銀と他の金属（銀，スズ，銅，亜鉛）との合金の総称である．歯科修復材料として使われだしたのは，1826年のフランスからといわれており，日本でも齲歯の治療に広く使用されてきた．しかし，水銀アレルギーや環境汚染の問題から，現在はアマルガムは製造中止となっており，使用頻度は激減している[4]．

また，近年は金属を使用しないメタルフリーの歯科材料および技術が向上してきているため，メタルフリー治療が可能であるが，多くの場合は自費診療となるために患者負担は大きい．

Dr. K・M's comment

アマルガムを除去して完治した症例だね．口腔内は扁平苔癬があり，パッチテストはきれいな小水疱で2＋だけれど，小水疱が融合して水疱になれば3＋だね．水銀の陽性率は6％前後．

Key words

扁平苔癬，塩化第二水銀，パッチテスト

（鶴田　京子，松永　佳世子）

Part4. パッチテストをさらに理解するために

特別座談会

今こそパッチテストを!

アレルギー性接触皮膚炎に対するパッチテストの実施状況は，その必要性は理解されているものの，十分ではない実施状況となっています．その背景には，国内で入手できるパッチテストアレルゲンが限られ，多くを輸入に頼らなければならないことなどが指摘されています．2015年に発売された，パッチテスト用検査キットであるパッチテストパネル®（S）等からなるジャパニーズスタンダードアレルゲン2015によって，その状況が今後どのように変わるのか，今回，その開発の経緯と今後への期待とともに，パッチテスト実施の際の注意点やコツなどもあげながら，さらなるパッチテストの普及に向けて話し合っていただきました．

出席者（五十音順）

足立 厚子　兵庫県立加古川医療センター皮膚科
伊藤 明子　新潟大学大学院医歯学総合病院皮膚科
関東 裕美　東邦大学医学部皮膚科
鈴木 加余子　藤田保健衛生大学坂文種報徳會病院
　　　　　　総合アレルギー科
中田 土起丈　昭和大学藤が丘病院皮膚科
矢上 晶子　藤田保健衛生大学坂文種報徳會病院
　　　　　　総合アレルギー科

司会
松永 佳世子　藤田保健衛生大学医学部アレルギー疾患対策医療学

松永：今日は「アレルゲン解説書——ジャパニーズスタンダードアレルゲン（2015）」をVisual Dermatologyで特集するにあたり，皆さんにパッチテストの反応の特徴，読みかた，判定のときに注意してほしいことなどを話していただき，まだパッチテストを実施されていない方も多いので，今後は「皮膚科医であればパッチテストを基本にする」という声かけもしていただきたいと思います．

また，ジャパニーズスタンダードアレルゲン2015や，さまざまな苦労があったパッチテストパネル®（S）の誕生の背景などについてもうかがえればと思います．

● パッチテストパネル®（S）の誕生

松永：最初にパッチテストパネル®（S）誕生までの話を，中田先生からしていただければと思います．

中田：2015年5月に発売されたパッチテストパネル®（S）ですが，最初の申請は16年前の1999年でした．その申請に対する2002年の回答は「承認は困難である」というものでした．さらに要望書などを出しているうちに，2003年に「複数のアレルゲンを一度に貼るのが問題だ」ということが指摘されました．その結果，単一アレルゲンにすることになり，2004年から2005年にかけて臨床試験を実施しました．

松永：そのときには，説明のためPMDA（医薬品医療機器総合機構）へいく機会はありましたか？

中田：はい．当時の医薬品医療機器審査センターに行きました．

松永：複数のアレルゲンを同時に貼っても，スクリーニングとして機能することが，わかってもらえなかったわけですね．

中田：説明してもわかってもらえませんでした．最終的には認めるけれども，数を減らすのが条件だという印象を受けました．

松永：それは大変でしたね．しかし，単一アレルゲンではとても不便であり，費用もかかります．何よりも日本において，セットされた市販の試薬が切望されていました．そのため，もう一度セットでの申請をすることになります．それが2015年5月にパッチテストパネル®（S）という形になりました．最初は名前が違いましたね．

中田：最初は「佐藤トゥルーテスト」（TRUE Test：Thin-layer Rapid Use Epicutaneous Test）という名前

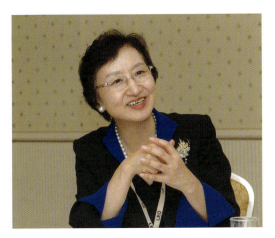

松永　佳世子　先生

でしたね．

松永：しかし厚生労働省から「トゥルー」や「ホープ」は医療用医薬品，診断薬にはつけられないと言われ，現状の名称になりました．

中田：パッチテストテープは2010年に認められましたが，セットされたものではなく，単一アレルゲンで6種類のみです．

鈴木：当初はセットにしたものは駄目だったわけですね．

松永：単一アレルゲンによるパッチテストテープをみたときはショックでした．それが出たこと自体は意義がありますが，ばらばらでしか承認してもらえなかった日本の実情というものに……．

関東：私たちは小さく切って貼っていましたが，パッチテストテープは少し大きいですね．日本でもセットにしたものが手に入るようになったことは，とても喜ばしいことです．

● ジャパニーズスタンダードアレルゲンの陽性率の変化

松永：鈴木先生，ジャパニーズスタンダードアレルゲンの陽性率の変化について特徴を語ってもらえますか？

鈴木：ジャパニーズスタンダードアレルゲンの2012年までの陽性率（表）[1]と比較すると，金属関連のアレルゲンでは，今まで7〜8％で推移してきていた重クロム酸カリウム（Potassium dichromate）の陽性率が2014年は4.7％に落ちています．

　ゴム関連ではチウラムミックス（Thiuram mix）が2010年，2011年で5.2％と少し高めで，2012年から3.5％と低くなっていましたが，2014年は5.4％と高くなっています．このように加硫促進剤の陽性率の上下変動が，ここ5年くらいでみられています．

　薬剤関連では，硫酸フラジオマイシン（Fradiomycin sulfate）の陽性率は依然として7％を超えています．2014年度はカインミックス（Caine mix）の陽性率が1.7％と下がりましたが，これは経時的にみていく必要があります．化粧品関連ではあまり変動はありません．

松永：ヨーロッパでは香料が問題になりますが，香料もそれほど変わっていないですね．

鈴木：そうです．化粧品関連では大きな変動のあるアレルゲンはありません．

　合成樹脂関連では，ロジン（Rosin）の陽性率が2014年は1.7％と，例年よりも低かったのですが，このまま低くなるのかはわかりません．そのほかのエポキシ樹脂（Epoxy resin）とかパラターシャリーブチルフェノールホルムアルデヒドレジン（*p*-tertiary-Butylphenol formaledehyde resin）は変化ありません．

松永：今後はパッチテストパネル®（S）によるので，どのようになるか，ということもあります．

鈴木：防腐剤関連では，2〜3年前から注目しているケーソンCG（Kathon CG）は前年と同じ2.7％で，2010年以降2％前後で推移しています．ケーソンCGの陽性率は2014年の中間報告では3％になっていましたが，最終報告では2.7％でした．

松永：関東先生の研究ですと，ケーソンCGの陽性率が5.4％と高いですね．

関東：至適濃度検討で配布されたアレルゲンで0.02％ケーソンCGでは5.4％と高い陽性率でした．

松永：私たちのグループでの研究でも5.7％と高いです．

鈴木：母集団にどういう人を選んでいるかによっても，だいぶ違うと思いますね．また，チメロサール（Thimerosal）は少し低く，3.7％となっています．

松永：すごく低いですね．

鈴木：2011年から高めだったのが，以前の陽性率に戻ってきているという印象です．

● ウルシオール陽性率の上昇

鈴木：2014年はウルシオール（Urushiol）の陽性率が初めて12％を超えました．

松永：身近にウルシオールに感作するような，思わぬものが増えているということはありませんか？

鈴木：私はマンゴーによる皮膚炎が多くなっている印象があります．

関東：私は革のコーティング剤もあると思います．今は，日本人がウルシの木に直接触れてかぶれるよりも，日常生活に漆塗りのものがたくさん使用されています．たとえば釣り道具や，趣味で使う工具などにも漆塗りのもの

Part4. パッチテストをさらに理解するために

表　高い陽性率を示すアレルゲンの推移（文献1より転載）

	Year	1994	1995	1997	1998	1999	2000	2003	2005.4-2008.3	2009	2010	2011	2012
	Number of participating institutions	53	43	26	23	26	29	38	21	78	75	84	96
	Number of total cases	1,592	1,665	1,309	1,573	1,555	1,602	805	1,669/3years	2,093	1,927	2,314	2,586
Metal	Cobalt chloride	17.3%	18.6%	18.4%	17.2%	14.3%	14.5%	18.9%	11.1%	6.4%	7.6%	8.8%	9.1%
	Nickel sulfate	13.5%	14.4%	13.8%	16.2%	12.4%	15.5%	17.5%	11.9%	11.6%	14.2%	15.2%	16.1%
	Potassium dichromate	9.2%	7.7%	9.2%	13.7%	9.7%	10.6%	13.6%	7.3%	6.6%	8.3%	7.0%	8.1%
	Ammoniated mercuric chloride	7.3%	6.9%	7.0%	7.4%	6.8%	8.0%	6.3%	3.2%	5.0%	5.7%	6.2%	5.4%
	Gold sodium thiosulfate	nt	10.7%	nt	8.3%	6.9%	7.0%	6.2%	5.9%	3.5%	3.0%	4.5%	5.4%
Rubber additives	Thiuram mix	2.6%	2.2%	1.6%	2.0%	2.0%	2.3%	4.2%	3.0%	3.6%	5.2%	5.3%	3.5%
	PPD black rubber mix	1.2%	1.4%	1.2%	1.5%	1.0%	1.1%	2.4%	1.3%	1.8%	1.7%	1.7%	1.8%
	Mercapto mix	0.6%	0.8%	1.0%	0.7%	0.7%	0.8%	1.2%	0.9%	1.0%	1.4%	0.8%	0.8%
	Dithiocarbamate mix	0.5%	0.5%	0.9%	0.5%	0.6%	1.3%	1.1%	1.3%	1.3%	1.5%	1.1%	1.0%
Topical drugs	Caine mix	1.8%	3.0%	2.3%	2.4%	1.4%	2.6%	2.8%	2.5%	4.0%	3.0%	2.1%	2.3%
	Fradiomycin sulfate	4.0%	3.8%	4.9%	5.9%	6.0%	5.0%	3.9%	7.4%	6.0%	5.6%	6.0%	7.0%
Cosmetics	Balsam of Peru	5.2%	4.5%	3.4%	4.0%	4.0%	4.0%	4.6%	4.0%	4.4%	5.1%	5.7%	4.5%
	Fragrance mix	5.8%	4.9%	5.6%	4.8%	5.0%	5.6%	4.0%	6.2%	6.4%	5.7%	6.1%	6.6%
	p-Phenylene diamine	6.1%	7.1%	6.0%	4.8%	4.5%	5.7%	7.9%	5.7%	7.0%	6.2%	6.6%	7.1%
	Lanolin alcohol	2.8%	3.3%	1.8%	2.7%	2.7%	3.6%	2.7%	2.9%	1.8%	2.0%	2.8%	2.1%
Synthetic resin	Rosin	2.3%	2.2%	1.7%	2.3%	2.0%	2.2%	3.2%	2.4%	2.3%	2.5%	2.4%	2.3%
	p-tertiary-Butyl-phenol formaldehyde resin	1.7%	1.3%	1.2%	1.5%	1.9%	2.2%	1.9%	1.9%	1.5%	1.9%	1.8%	0.9%
	Epoxy resin	nt	nt	nt	nt	nt	nt	nt	nt	0.9%	1.0%	0.7%	0.5%
Preservatives	Thimerosal	4.7%	5.8%	4.7%	5.6%	4.6%	4.8%	3.9%	3.8%	2.9%	3.4%	4.6%	4.3%
	Paraben mix	1.8%	1.5%	1.1%	1.3%	1.3%	1.7%	1.9%	1.2%	2.5%	2.6%	2.0%	2.2%
	Formaldehyde	1.2%	2.6%	2.4%	4.0%	3.6%	1.6%	2.7%	1.5%	2.0%	2.0%	2.3%	2.3%
	Kathon CG	1.3%	1.5%	0.9%	1.6%	1.1%	0.9%	1.0%	1.1%	1.2%	1.9%	2.7%	2.0%
Plants	Primin	0.7%	0.6%	0.6%	0.8%	1.0%	1.6%	1.4%	0.7%	0.8%	0.8%	0.7%	0.6%
	Urushiol	9.3%	10.4%	8.8%	8.5%	9.8%	9.9%	7.2%	7.5%	10.3%	11.5%	10.5%	11.4%
	Sesquiterpene lactone mix	nt	nt	nt	nt	nt	nt	nt	nt	1.5%	1.0%	1.0%	1.2%

（鈴木加余子ほか：J Environ Dermatol Cutan Allergol 9: 101, 2015．日本皮膚アレルギー・接触皮膚炎学会）

があります．植物というよりは，むしろウルシ塗料を使った日用品が増えていることに注意喚起が必要です．
中田：茶碗などが割れたときの，金継ぎに使う糊の中にもウルシが入っています．
関東：趣味の世界では，たくさん使われていますね．
松永：そういうことは，一般の人たちに啓発したほうがよいのですか？
関東：ウルシはかぶれるということは皆さんよくご存じですが，趣味のために，知っていてやられているという気がします．しかし，革様にみせる仕上げ用コーティング剤として塗料が使われていることに関しては知らないかもしれません．
伊藤：私の地域では，毎年，ウルシにかぶれた人がたくさん来院されます．自分の家で食べるため「銀杏洗い」をします．たくさんの葉が混ざった状態のものを桶で洗う作業をしていて……．
松永：ギンナンですか．
伊藤：はい．自分はウルシにかぶれるという既往があるけれど，何にウルシが使用されているかを知らないで，たとえば楽器などを使用して皮膚炎を発症するというこ

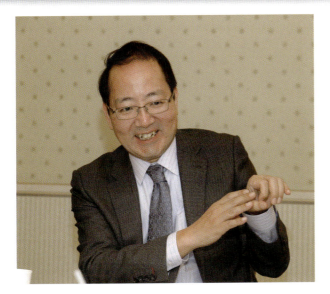

中田　土起丈 先生

とがあります.

松永：ウルシオールが「こんなものにも入っている」ということが患者さんに気づいてもらえるといいですね.（ウルシオール，p.56〜参照）．ウルシオールの陽性率の上がり方は気になりますね.

関東：増えている以上，なんらかの対策を考える必要があります．感作しうるものとして，ギンナン，マンゴー，カシューナッツなど，そういう拡がりを意識しないと……．

鈴木：マンゴーでかぶれた人は，自分ではマンゴーにかぶれたと思っていません．口唇がクインケ浮腫のように腫れますが，私たち医師が「マンゴーを食べていませんか？」と聞かないと，発症前にマンゴーを食べたことを言ってくれません．ジャパニーズスタンダードアレルゲンのパッチテストをすればウルシオールが陽性になるので明らかになりますが，パッチテストをしてもジャパニーズスタンダードアレルゲンを貼布していないとわかりません．マンゴーは，以前はそれほど多くは食べられていなかったものですが，最近では，いろいろなところでマンゴーを食べる機会が増えています．マンゴーでもかぶれるというのを広く周知する必要があります．

関東：小さいときにウルシにかぶれたと言っている人もマンゴーとは結びつきませんしね．

松永：皆さんはマンゴーをどうやって食べていますか．

鈴木：普通に切って食べます．

松永：皮をむくときに果汁が手につき，かぶれませんか？　10％から12％の陽性率ですから，この中にも1人くらいはかぶれる人がいそうですが，ここにはいなさそうですね．

関東：やはり啓発する必要があると思います．

● **セスキテルペンラクトンミックスの減感作**

伊藤：新潟では菊をよく食べるので，菊を作っている農家の方でかぶれる人もいます．でも，数はそんなに多くはなく，私が担当した患者さんのなかでは，去年は2人だけでした．

鈴木：新潟の症例だけでセスキテルペンラクトンミックス（Sesquiterpene lactone mix）の陽性率を検討すると高くなるかもしれませんね．

松永：私たちのところでも，ひどい症状で長く通っている人もいますが，患者そのものは少ないです．

矢上：漆職人は最初かぶれますが，耐性がつく人もいますね．菊はどうですか．

松永：経口による減感作の試みを夏秋優先生が報告されています[2]．

伊藤：菊はおいしいですよ．萼(がく)を取って，花びらをさっとゆがいて，酢や薄い醤油をつけて……．サラダでもよいです．減感作を目的に菊を調理して食べてもらいます．去年かぶれた人は2人とも花屋さんでしたが，ゆで汁やゆであがった菊のパッチテストなどもしてから，食べてもらいました．菊のシーズンが終わってしまい結果を出せませんでしたが……．

松永：継続しないと効果がありませんね．

伊藤：また，一定の量を食べなければいけませんが，「見るのも嫌だ」と言っている人にはむずかしいです．

松永：菊は最盛期に集めて冷凍にしておきますか？

伊藤：そうです．

松永：植物アレルゲンの2つ，プリミン（Primin）とセスキテルペンラクトンミックスは陽性率が下がったので，あまり問題にしなくていいですね．

伊藤：はい．

● **塩化第二水銀陽性率の動向**

松永：金属では塩化第二水銀（Mercuric chloride）がありますね．

鈴木：現在，陽性率は5％くらいです．

松永：抗原として歯にアマルガムが残っている世代の人がいますが，水銀で実際にかぶれた症例というのは……．

関東：水銀でかぶれた症例はほとんどみなくなりました．最近では水銀体温計を使いませんし，血圧計も水銀のものは少なくなりました．

Part4. パッチテストをさらに理解するために

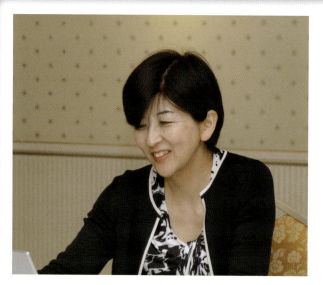

鈴木　加余子 先生

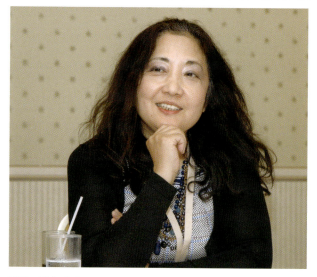

関東　裕美 先生

松永：塩化第二水銀は年齢が低い方の陽性頻度が，ぐっと下がる可能性がありますね．

関東：中学生くらいで，すごく水銀にかぶれた子がいて，なぜかと思って聞いたら小児科の医師に水銀体温計を使うように指導されていたということがありました．

松永：なぜですか？

関東：小児科の医師がなぜ勧めたか理由は定かではありませんが，正確に測定するためと言っていたように思います．また，キンメダイのような深海魚の水銀含有量もあります．チメロサールは，まだ保存剤としてワクチンに使われています．

● パッチテストの基本

松永：パッチテストパネル®（S）は使用に関して，そんなに問題はないと思いますが，フィンチャンバー®では水性とワセリン基剤に混ぜた油性の試薬を使いますね．水性では $15\mu l$，油性は $20\,mg$ がチャンバーの外に出ない量になり，それを徹底しないと判定がむずかしくなります．そのことは意外と知られていませんね．

矢上：そのリコメンドは重要です．マイクロピペットを使う必要があります．

松永：マイクロピペットは結構値段が高いですが……．

矢上：一般病院ではマイクロピペットは，なかなか使えませんね．

松永：$15\mu l$ に一番近いのはピンク針（18G）による1滴がありますね．それから $20\,mg$ は $3\,mm$ 幅（内径）のチューブから出すとうまくいきます．このように自分で事前に測っておいて，だいたいそれくらいとわかったら，目分量でいいかもしれません．いちいち測るのは大変ですから．

関東：慣れると本当に目分量でできます．私の知る限り薬剤師は，そのあたりが見事です．医師が行うのとは，ぜんぜん違います．

松永：臨床検査技師も同様です．ぜひ，そういったエキスパートに教育してもらいたいですね．そういったハンズオンセミナー（体験学習）は，医師だけではなく，それをサポートする看護師などにもしていく必要がありますね．医療全体のクオリティを上げるためにも……．

関東：そうですね．

伊藤：ジャパニーズスタンダードアレルゲンに限らず，塩化亜鉛なども相変わらず膿疱がみられると陽性と判定する人がいます．塩化亜鉛と塩化マンガンは将来的には濃度設定の変更を検討すべきと考えますが，現時点では，すべてを陽性としてはいけないということを教えることが大切です．

松永：鳥居薬品が医師主導型臨床研究という形で濃度設定を変えたものを作っています．これは，未承認であっても使用するグループがはっきりとわかる形でなら作れるというものです．パッチテストパネル®（S）のような皆が使えるものは市販ですが，それ以外のアレルゲンについては，市販しない医師主導型臨床研究によって作ることが可能です．

伊藤：金属もできますか？

松永：はい，できると思います．

伊藤：パッチテストパネル®（S）に関しては好意的な意見が多いですが，「金属のパネルも出して」とよく言われます．

松永：金属のパネルは，現在，臨床試験を始めようとしているところです．金属のものは市販できるものになると思います．

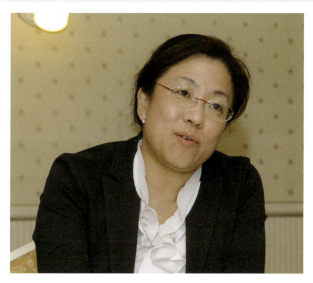

伊藤 明子 先生

伊藤：金属の試薬の要望は多いです．ただし偽陽性から必要のない金属除去をされている人も多いことが心配です．

関東：やはり至適濃度は，本当にきちんとしておく必要性がありますね．

松永：そうですね．

伊藤：判定するのに多くのコツがなくても済む，判定にバラツキのない試薬ができたらいいですが，大変ですね．

松永：塩化亜鉛の判定はむずかしいと思います．塩化亜鉛1％でも刺激が出ます．統計学的に考えられることでも，医療としては決められないことがありますね．方法としては1年など期間を切らずに，症例が蓄積されるまで臨床試験を続けるなどの努力が必要でしょう．

鈴木：臨床的にはっきりとした亜鉛のアレルギーの方に，塩化亜鉛のパッチテストをしてみないとむずかしいですね．

伊藤：ベテランがみれば塩化亜鉛2％を貼っても，刺激とアレルギーは見分けられると思います．私たちの施設では0.5％で陽性反応が出た人でも金属除去をするかしないか慎重に検討しています．

● ICDRG基準での「ポジティブ」の判定法

松永：現在のパッチテストを定めたスウェーデンのフレガート（Sigfrid Fregert）先生が，弟子のマグヌス・ブルーズ（Magnus Bruze）先生に，「ポジティブ」（＋）の判定は貼ったところ全面に紅斑と浸潤のあるもので，そこまでに至らなかったら「ダウトフル・ポジティブ」（＋？）にすると教えられたということです．そのため，現在のICDRG（International Contact Dermatitis Research Group；国際接触皮膚炎研究班）の班長であるマグヌス・ブルーズ先生からICDRG基準においても，同様に判定してほしいといわれました．

　たとえば，紅斑と浸潤が全面に出ないで7割くらいということもあります．それはアレルギーとしての判断は別として，ICDRG基準での判定については，そう考えてほしいということです．今までは半分を超えたら「ポジティブ」と思っていたところもありますが，ICDRG基準の「ポジティブ」はそういうものだということです．

鈴木：紅斑だけが全面でも，浸潤がなければ「ダウトフル・ポジティブ」ですね．

松永：つまり相当強いものを「ポジティブ」ということです．今は読みすぎているところが，結構多いように思います．もう一度，その読み方を正しく伝えないといけないと思います．

鈴木：そこが大事かもしれないですね．

松永：そのため，丘疹がブツブツと出ているような状態は，金属では多いと思いますが，それは「ポジティブ」と判定しないと考えると，読みやすくなります．

● エキサイテッドスキンシンドロームの可能性

中田：パッチテストは確かに試薬を貼った部位の反応をみる検査なのですが，貼っていない部位との比較を忘れないでいただきたいと思います．ほかにも同じような状態のところがないとは限りませんので．

松永：そうですね．

中田：結構，判定がまちまちになっていることがあります．とくに湿疹の既往があると絆創膏かぶれを誘発することもあるので，何に対して「ポジティブ」なのか，よくよく注意してみないといけません．

鈴木：アングリーバックシンドローム（angry back syndrome）もしくはエキサイテッドスキンシンドローム（excited skin syndrome）の可能性も考えながら読まないといけませんね．つまり，どこかで強い反応が出ていると，別のところもそれに引っ張られて反応してしまうことがあります．たとえば硫酸フラジオマイシンが陽性に出るとエキサイテッドスキンシンドロームがおこりやすいので，これが強く出たときに，ほかの物質も陽性になった場合は，硫酸フラジオマイシンなしで，もう一度確かめる必要があります．

松永：なるほど．

鈴木：陽性反応を呈したアレルゲンの全部がアレルギーのときもありますが，エキサイテッドスキンシンドロームも頭の片隅に置きながら判定しないと，読みすぎます．

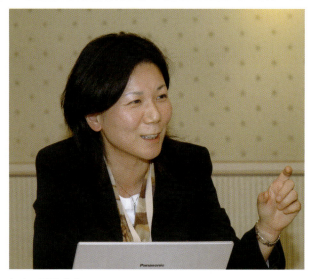
矢上　晶子 先生

松永：いろいろな原因でおきているはずなのに，意外と「これはエキサイテッドスキンシンドロームだ」と確認したものは少ないですね．

鈴木：確認するためには，もう1回パッチテストをしなくてはいけないのですが，そのために患者さんに「もう1回」とは言いづらい状況もあります．

● 貼る技術，貼るのは縦か横か

松永：貼るときの注意点としては，フィンチャンバーでは先ほども言った水性は 15 μl，油性は 20 mg という量を，きちんと測定しないと試薬が漏れます．

足立：周りまで反応してしまいますね．

鈴木：学会発表で3カ所の貼布部位の紅斑が連なっているような例もありました．貼るときの技術のようなものも必要ですか？

松永：運動神経ですか（笑）．

足立：藤田保健衛生大学では，パッチテストのユニットを横に貼っておられますね．

松永：横に貼るようになったのは，液成分が垂れにくいからです．

鈴木：松永教授に「なぜ横ですか？」とたずねたら，「上から下より，左から右のほうが読みやすい」と言われましたね．

松永：横幅がちょうど背中の半分になるので，左右にみていくほうがやりやすいからです．しかし一番の理由は，やはり液成分が垂れにくいと考えたからです．

鈴木：一般には縦に貼られることが多いですね．

松永：そうですね．

伊藤：私たちの施設では縦に貼っていき，スペースが足りなくなったときに横に，という感じです．よくほかの先生から「松永先生は本当に横に貼るの？」と聞かれます．そんなときには「どっちでもいいんですよ」と答えていますが．

鈴木：私も聞かれます．「本当は横がいいんですか」って．

松永：どちらでもいいと思います．

● 48時間，72時間の評価は必要か

矢上：膿疱のある紅斑の評価では，紅斑が少し認められる程度でも膿疱があるから陽性のような判定がされていることがあります．とくに金属の判定で……．

松永：基本的には，金属は1週間後に紅斑と浸潤が残るものが「ポジティブ」ですね．それがない金属のアレルギーは，まずないので……．

矢上：本当にアレルギーのある人は，しっかりと反応が出ます．思ったよりも出るという印象です．

松永：1週間後に弱くなったとしても紅斑と浸潤はあります．正直に言うと 48 時間は読まないほうがいいと思いますし，72 時間もあまり読まないほうがアレルギーがわかりやすくなると思います．皆さんの意見はどうですか？

矢上：48 時間を読むか，読まないかというのは，どうなのでしょうか……．

関東：アレルギーをみるということでは必要ないと思います．

足立：判定としては，あまり大事ではありませんが，患者への教育という意味では，剥がした後の状況はどうか，背中のマークをつけ続けること，入浴中にこすらないこと，外用薬を使用しないこと，などの指導ができます．

松永：確認は必要だということですね．

矢上：パッチテストを正しく判定するためには医師への教育も大切です．パッチテストは複数回確認することや，患者の試験部位の状態によって反応が変わることを，医師が理解したうえで判定する検査だということを教育する必要があります．

松永：来院されないと診療費もいただけないです．医師はプロですから，ボランティアをしてはいけません．また，どうしても来られない場合は，たとえばパッチテストパネル®（S）だと，貼って2日後に剥がして，1週間後に来院してもらうという対応もできなくはありません．また，原則とは違いますが，「その部分の写真を撮って」と依頼するということも可能です．

関東：金属のアレルギーは，その判定によっては，その人の生活状況などが大きく変わるわけですし，経済的な

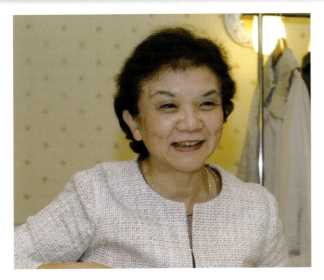

足立　厚子 先生

影響もあるわけです．あやふやな判定にせず，絶対的な判定をするため，私は金属のアレルゲンは違う場所に，違う基剤で貼るべきだと思っています．必ずワセリンの基剤と水性の基剤を貼って，同じレベルで反応の出るものが真のアレルギーだと教育しています．

矢上：片方だけの反応では……？

関東：患者には「片方のものはアレルギーではないから，その時点では気にしなくていい」と言います．ただ「1週間後にいらっしゃい」「10日後にいらっしゃい」という指導はします．時間が経って強く出てくることもありますので経過をみていく必要があるからです．医師への教育面では「72時間でものを言わない」ということは指導していくべきだと思います．

矢上：硫酸ニッケル（Nickel sulfate）のアレルギーは，「1カ所でもはっきりと反応すると陽性」と言っていますが……．

関東：私は違う場所で反応が出なかったら，アレルギーとは言っていません．背部の皮膚の状態はモザイクのようになっていて，よく反応するところと，反応しないところがあります．そういう「あやしい」という段階では，そのままにしておいてよいと思います．アレルギーには，強い感作もあるし，弱いものもあります．患者には「今，あなたのレベルは中途半端なところかもしれないので，お金をかけてなんらかの対応をする必要はない」という指導になると思います．あるいは，感作について説明し，もう1回パッチテストをするという選択肢もあるということを提示したうえで，患者の希望により対応します．

● パッチテストによる感作はあるのか？

矢上：普通にマニュアル通り貼っていて，パッチテストによる感作はあると思いますか？

関東：ものによってはあると思いながら貼っています．その点では，苦労して接触アレルゲンのパッチテスト至適濃度を決めているということは医師，患者たちにアピールしてもいいと思います．

矢上：そうですね．至適濃度を無視して感作するということは，あってはいけないことです．

関東：多くの先生が参加する接触皮膚炎学会も45回の歴史を重ねました．そのなかで臨床研究として貼布アレルゲンの至適濃度検討がされてきましたが，それは余計なアレルギーをつくらないためですから．

矢上：そういう背景があまり知られていませんね．「至適濃度で感作しませんか？」と聞かれる先生もいます．

関東：そういう質問に対しては「感作しません」とは言いきれませんが，「感作しないための努力をしていて，そのためのスタンダードです」と答えています．

松永：パッチテストによる感作がどれだけあったか，というレポートがありましたね．

矢上：はい．レアなケースということでした．

松永：日本ではどんな試料で感作したかというと，PANがあります．PANは 1-phenylazo-2-naphthol という黒皮症をおこした抗原です．非常に感作性が高く，少し高い濃度で行うと感作します．そのため濃度を0.1%まで下げました．それから Y-204 は濃度を0.5%にしても感作が時々みられるほどです．感作性の高いものは濃度を下げないといけないです．

海外ではパラフェニレンジアミン（p-Phenylene diamine）が感作するということがいわれています．ただ，パッチテストパネル®（S）では感作の可能性がすごく低いと思いますが……．

足立：そもそもパッチテストを貼る場所や，汗をかく季節は避けたほうがよいなどの注意を知らない医師もいます．その辺は基本ですから，きちんと押さえたほうがいいと思います．金属に関しては，皆さんの言われるとおり刺激があるということをしっかりと把握してもらう．全身型金属アレルギーの場合，逆に反応が出ないこともあります．

● 判定の一致率について

鈴木：足立先生は2つ同じものを貼って，1つしか反応が出なかったときには，どういう判断をされますか．

足立：1つしか出ない，たとえば硫酸ニッケルとか塩化コバルト（Cobalt chloride）などが1つしか出ないとき

で，臨床的に金属アレルギーが疑わしくて，患者が希望すれば除去食とすることはあります．また，経過をみることもあります．

松永：判定の一致率を調べたことがあります．金属の抗原を何種類か3カ所くらいに貼ってみましたが，驚くべき一致率の低さでした．それでも硫酸ニッケルは8割くらい一致率がありましたが．

関東：それでも100％ではないですね．

松永：金属の粒子がどれくらい細かいかによって大きく影響され，バラツキがあります．0.5％では低いということもありますし，0.25％でもすごく出るということもあります．同じ定量でも，その中にどういう状態で金属が分布しているかも関係しているようです．いろいろ驚くこともあって，本当にむずかしい．

足立：関東先生がおっしゃるように，両方ともパッチテスト陽性が出ているのがベストだと思っています．ただし，硫酸ニッケルが塩化パラジウムと一緒に陽性と出た場合は，やはりニッケルアレルギーの可能性が高いと思います．

松永：そうですね．硫酸ニッケルが強く出て，後から塩化パラジウムが弱めに出るというのは，それはもうアレルギーでの交差反応だと思います．

関東：そうですね．

● **教育に期待すること**

関東：指導者にお願いしたいのは，教室ではパッチテストを個人がきちんと修得できるようにしてほしいということです．得てして教室では分担作業で，貼るだけとか，判定の手伝いだけになりがちです．パッチテストの過程全体について理解し，実際に経験してみないと修得できないと思います．

松永：そのためにも研修医をマンツーマンで，一定期間教えていくのが一番いいと思います．

関東：もちろん研修医の興味度にもよりますが，試料の量にしても，観察する"眼"にしても，やはり1人できちんと経過をみることがすごく大事ですので，ぜひ，そうしていただきたいと思います．

松永：皮膚科の新専門医制度での，これだけはやっておかなければいけないという「ミニマム・リクワイアメント」の中では，最初，パッチテストは1例経験していればいいということになっていました．でも，それはあまりに少ないと日本専門医機構から指摘され，3例になった経緯があります．しかし，陽性が出る確率が3分の1く

らいであることを考えると，3例経験しても何も出ないということもおこりうるわけです．私は最低20例くらい経験しないといけないと思いますが，皆さんはどう思いますか．パッチテストのエキスパートではなく，皮膚科専門医になるだけで，20例でも少ないと思いませんか？

関東：少ないですね．

松永：では，何例くらい経験したら，若い医師が独り立ちできますか？

関東：50から100例ですかね．1年に10例で，5年で50例ですから．1年に10例くらいは経験してほしいと思いますね．

足立：50例といったら1週間に1人のペースですか．

松永：現状では，施設としてもパッチテストを実施しているところは少ないですね．ジャパニーズスタンダードアレルゲンで藤田保健衛生大学では，年間多くて300例くらいですね．

松永：日本で一般的に行われているのはそのくらいですか？　調査では10例くらいのところもありました．

関東：若い医師には，最低50例は経験してほしいです．

松永：50例経験すれば，どうにか次の人に教えてもいいかな，という感じですね．

矢上：パッチテストを経験しないまま，本だけ読んで実施する人がいます．きちんとトレーニングをしていなければ，怖さがわからないということもあります．逆にいえば，やってみた人はまだいいほうで，怖くてやらない人は，もっとたくさんいるわけです．もう一歩トレーニングし，パッチテストをしてみようと思う人を増やさないといけないと思います．

松永：そうですね．

関東：とても大事ですね．怖さは経験していないとわかりませんから．

● **注意しておきたいこととコツ**

松永：昔の話ですが，成分パッチをするときに，苛性カリを送ってきたメーカーがあって，苛性カリの20％くらいのものを貼ってしまったことがありました．成分濃度はダブルチェックされていたものの，チェック漏れがあり，そのまま若い医師が貼ってしまったのです．

関東：厚生労働省から送られてきた抗菌薬などの中には，「この濃度で貼るの？」と疑問を抱くようなものがあった時代もありました．

松永：pHに関しては，貼るものの酸・アルカリが極端に偏っていないかをpHメーターを使ってチェックする

だけでもいいですね．紙のものでもいいですから．
関東：そうですね．
松永：これは"Patch testing tips：recommendations from the ICDRG"（Lachapelle, Jean-Marie et al eds，Springer，2014）という本にも書いてありました．
伊藤：ある開業医から，「すべてのシャンプーが使えない人がいます」とご紹介いただいた症例のパッチテストをみたら，あらゆるシャンプーを全部希釈せずに as is で貼られていました．
関東：そういうケースは今でもあります．患者もわかるから，びっくりして来院されます．「全部プラスと書いてあるけど，私はどうしたらいいんですか」と．それはあり得ませんからと，もう一度やり直すと結果が変わり大丈夫だとわかっていただけます．
松永：薄めるのが面倒だったら，塗ってからその上に通気性のいい絆創膏を貼るという方法もありますね．
関東：十分なマンパワーがあれば稀釈できますが，外来の診療の中で稀釈して貼るのはむずかしい面もあります．
中田：パッチテストパネル®（S）になって問題にならなくなりましたが，貼布時のマーキングがいい加減だと，陽性になったのが11番なのか，12番なのかということがおきますね．
松永：私たちの方法では，L字型の絆創膏を作り，患者にも渡し，私たちが剝がしたときにも，その角に貼っておきます．
伊藤：私もその方法を活用しています．一人暮らしの高齢者が増えていて，パッチテストをしなければならない人などに，L字型の絆創膏を作って利用させていただいています．
松永：点眼液や潰瘍の外用薬などの感作に関しては，スクラッチパッチをしないと出ないことがあります．潰瘍からは，背中の正常部分では吸収されない程度の濃度でアレルギーになる可能性があります．すごく濃度が低くても吸収されます．
関東：弱い感作をいかに拾うかということですね．
松永：そうです．その辺りのコツもありますね．

● パッチテストの重要性

松永：最後に，パッチテストの重要性について述べていただきたいと思います．
鈴木：私はジャパニーズスタンダードアレルゲンを貼布することが原因を明らかにするのに役立つというのを，ひしひしと感じています．先ほど述べたマンゴーによる口唇の接触皮膚炎でも，口唇だからといって口紅やリップクリームだけをパッチテストしたのでは原因が明らかになりません．
松永：ジャパニーズスタンダードアレルゲンだからみつけられたということもありますか？
伊藤：たくさんあります．前医に「化粧品のかぶれ」だと言われ，すべての化粧品の使用を制限されているのに治らない人が，ジャパニーズスタンダードアレルゲンの硫酸ニッケルが陽性であったことから，原因がビューラーだと判明したということがありました．
松永：ビューラーもありますね．
伊藤：PPD，ケーソンCGもそうです．化粧品の関連アレルゲンをみていると，香料，防腐剤，化粧品など陽性率がそれなりに高いものは，製品が意外と偽陽性のものが多いと思います．
松永：そうですね．硫酸フラジオマイシンなどは本当にそうです．
伊藤：香料のアレルギーも，製品パッチテストだけで原因をみつけることは非常にむずかしいです．
松永：むずかしいですね．
伊藤：製品のパッチテストは何も出なかったけれど，ジャパニーズスタンダードアレルゲンの香料ミックスが陽性だったため，香料製品の使用を制限したところ，皮膚炎も改善したということもあります．
松永：また，必ずしも含有成分がパッチテストの試薬の濃度ではないということから，至適濃度が違うのも注意が必要ですね．
関東：職業性アレルギーはパッチテストによる成功例も多く，配置転換をして治ったという人もいます．職業性のリスクのある人は，より生活に直結しますから，速やかなパッチテストが治療に求められます．ただ，陽性になっても，そのまま仕事をしなければならないときは厳しいです．転職を勧めるということもあり得ますが，その人の生活を考えた，医師としての正しい情報提供が必要だと思います．
松永：本日は，どうもありがとうございました．

（2015年11月21日収録　於：松江 ホテル一畑）

文献

1) 鈴木加余子ほか：J Environ Dermatol Cutan Allergol 9: 101, 2015
2) 夏秋 優：接触皮膚炎 キク皮膚炎に対する経口減感作療法について，日本皮膚科学会雑誌 106: 1696, 1996

パッチテスト反応を正しく判定しよう！

パッチテストを施行する際に重要なことは，①試料を「刺激反応が生じずアレルギー反応を生じる濃度（パッチテスト至適濃度という）」で正しく調整して貼布すること，②試料貼布部位に生じた反応がアレルギー反応なのか刺激反応なのかを正しく判断すること，である．

パッチテストの判定基準は，本邦基準[1]（表1）と国際接触皮膚炎研究班（International Contact Dermatitis Research Group：ICDRG）による基準：ICDRG基準[2]（表2）があるが，アレルギー反応を判定するためにはICDRG基準が適しており，現在は日本においてもICDRG基準が多く使用されている．

ICDRGの判定基準においては，＋以上をアレルギー反応と判定する．皮膚科医であれば，＋＋や＋＋＋は迷うことなく判定でき，判定者によってばらつくことはないと思われる．一方で，＋，？＋，IRは判定者により異なることがある．

本書の編者である松永佳世子教授（藤田保健衛生大学医学部アレルギー疾患対策医療学）がメンバーとなっているICDRGでは，パッチテストの判定について，「アレルギー反応は，浸潤を伴う紅斑が貼布部位全体に生じており，刺激反応は，紅斑（この場合は刺激を伴う場合も伴わない場合もある）が貼布部位全体には生じない」とされている[3]．すなわち，私たちがパッチテストでアレルギー反応と判定する場合には「貼布部位全体に浸潤を伴う紅斑が生じている場合を＋（アレルギー反応）と判定する」ことが重要なポイントである．

したがって判定時には，必ず貼布部位全体に紅斑を認めた部位を指先でそっと触れて，浸潤を伴っているかどうかを確認することが重要である．ただし，貼布部位の紅斑に浸潤を伴っていても，それが貼布部位全体に生じていなければ，アレルギー反応とはいえない．48時間判定時には貼布部位全体に紅斑は認めるが浸潤を伴わない場合や，貼布部位全体には浸潤を伴う紅斑が生じていない場合でも，アレルギー反応であれば72時間判定や1週間判定では浸潤を伴う紅斑が貼布部位全体に惹起されてくるはずである．

ここでは，上記のICDRG基準に沿ってさまざまなパッチテストの反応を供覧する．

表1 本邦基準[1]

−	反応なし
±	わずかな紅斑
＋	紅斑
＋＋	紅斑＋浮腫
＋＋＋	紅斑＋浮腫＋丘疹，漿液性丘疹，小水疱
＋＋＋＋	大水疱

表2 ICDRG基準[2]

Score	Interpretation
−	Negative reaction
？＋	Doubtful reaction：faint erythema only
＋	Weak (nonvesicular) reaction：erythema, slight infiltration
＋＋	Strong (edematous or vesicular) reaction：erythema, infiltration, vesicles
＋＋＋	Extreme (bullous or ulcerative)
IR	Irritant reactions of different types
NT	Not tested

● ？＋：Doubtful reaction；faint erythema only

貼布部位全体に紅斑が生じているが浸潤を伴っていない場合は？＋とする．

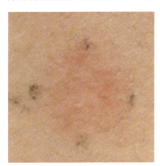 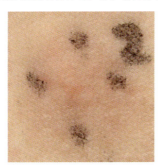 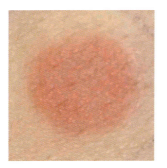

● ＋：Weak（nonvesicular）reaction；erythema，slight infiltration

浸潤を伴う紅斑が一部にしかないものは＋とは判定せず，貼布部位全体に生じているものを＋とする．
丘疹を認めても浸潤を伴う紅斑が全体に生じていないものは＋とは判定しない．

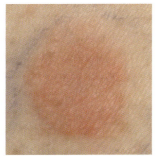 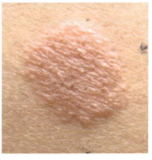 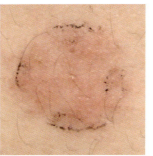 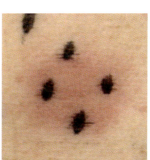

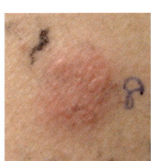 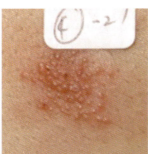 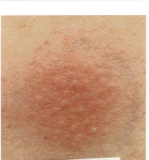 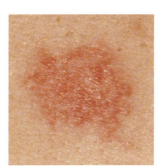

● ＋＋：Strong（edematous or vesicular） reaction；erythema, infiltration, vesicles

浸潤を伴う紅斑が貼布部位全体に生じているうえに，小水疱や膿疱が生じているものを＋＋とする．
水疱や膿疱を認めても，浸潤を伴う紅斑が一部にしかないものは＋とは判定しない．

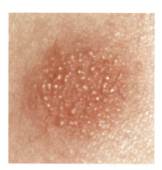 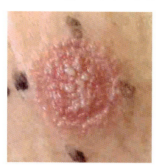 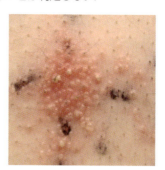

● ＋＋＋：Extreme（bullous or ulcerative）

きわめて強いアレルギー反応で，大水疱，または小水疱が融合して水疱を形成する．

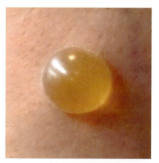 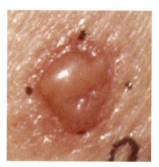 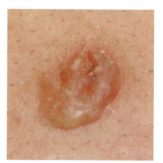 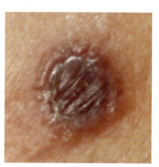

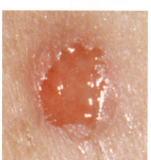

● IR : Irritant reactions of different types

数個の膿疱を混じてはいるが，浸潤を伴う紅斑が貼布部位全体でないものは＋とは判定しない．

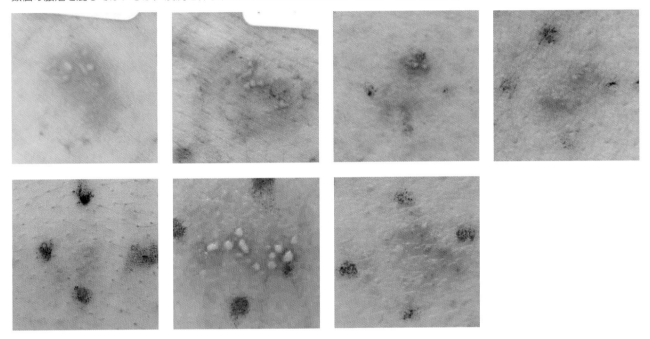

痂皮を生じているが，浸潤を伴う紅斑が貼布部位全体でないものは＋とは判定しない．

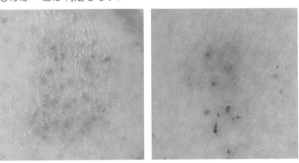

浸潤を伴う紅斑であるが，環状であり，貼布部位全体には生じていないものは＋とは判断しない．

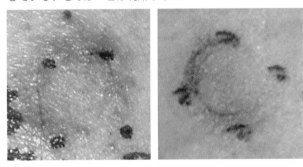

潰瘍を形成している．

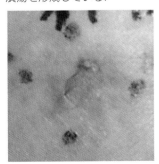
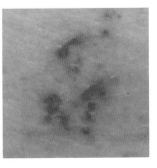

かさつきや落屑は，刺激反応である．

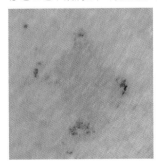
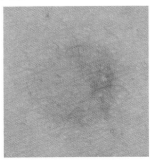

● むずかしい反応

上記はいずれも判定に迷うむずかしい反応であるが,「+(アレルギー反応)は浸潤を伴う紅斑が貼布部位全体に生じている」ことを判定の基本とすれば,いずれもIRである.

e, fはフィンチャンバーの型が残っていることから48時間判定の写真であり,72時間または96時間判定,1週間判定の反応で,浸潤を伴う紅斑が貼布部全体に生じるかどうかを確認して最終判定をする.それでも迷う場合には,再度濃度や試薬を検討し,再度パッチテストを施行して確認するか,Repeated Open Application Test(ROAT)を行うのが適切である.

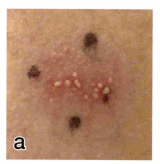
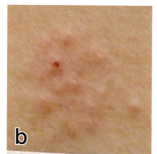
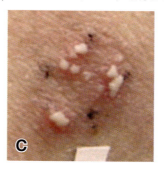
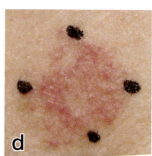
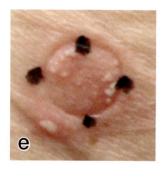
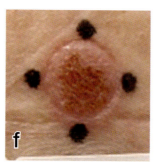

参考文献

1) 川村太郎ほか:日皮会誌 80: 301, 1970
2) Jean-Marie Lachapelle, Howard I Maibach: Patch Testing and Prick Testing, a practical guide official publication of the ICDRG 2nd Ed., Springer-Verlag, Berlin, 2009
3) Jean-Marie Lachapelle, Magnus Bruze, Peter U Elsner: Patch Testing Tips Recommendations from the ICDRG, Springer-Verlag, Berlin, 2014

(鈴木 加余子)

パッチテスト検査説明・同意書

ID：_____

氏名：_____

【検査日】　　　　年　　　　月　　　　日

【パッチテストとは】
　アレルギー性のかぶれの原因を調べる検査です．かぶれの原因と考えられる製品や化学物質を背中または腕の皮膚に貼付し，皮膚の反応を確認します．この検査を施行しても，原因物質が特定できないこともあります．

【検査目的】
- □ 日用品や化粧品，職業性に使用する物質にかぶれているかどうかを調べる．
- □ ピリピリ感や舌の痛みなど口腔内の様々な症状が歯科金属や治療に用いられる材料で生じているかどうかを調べる．
- □ 薬疹が生じた場合の，原因薬剤を確認する．
- □ 手術や歯科治療などを行う前に金属アレルギーがあるかどうかを調べる．
- □ その他（　　　　　　　　　　　　　　　　　　　　　　　　　　　）

【検査の方法】
症状を誘発した製品やアレルゲンを載せたパッチテストユニットを背部か上腕外側に48時間貼付します．貼付した48時間後にパッチテストユニットを除去し，1回目の判定を行います．その後，貼付後72時間後または96時間後，そして1週間後に判定を行います．

【検査の副作用】
- パッチテストユニットを貼るテープでかぶれる可能性があります（いわゆるテープかぶれ）．
- 陽性反応が強く出た場合，湿疹反応に伴う，かゆみ，赤み，腫れ，時に水疱が生じる可能性があります．
- 陽性反応が強く出た場合，治った後にかさぶたや色素沈着が残ることがあります．
- まれにですが，この検査により感作される（かぶれる体質になってしまう）ことがあります．

◆ パッチテスト検査説明・同意書，問診票，持参品表（書き方），検査の流れ，のテンプレートは以下のURLよりダウンロードできます．
http://gakken-mesh.jp/book/detail/9784780909463.html

【検査の予定】

来院日	時間	検査内容	入浴・シャワー
貼付日 　月　日（　）	時　分	アレルゲンの貼付 ※ 持参品のある方は，持参品と持参品名を記入した用紙を受付時に提出してください．	×
1回目の判定 　月　日（　）	時　分	貼付したものを剥がして印を付けます． 1回目（48時間後）の判定と写真撮影 ※ 締め付けの弱い下着を着用してください．	×
2回目の判定 　月　日（　）	時　分	2回目（72時間後）の判定と写真撮影	濡れること→○ こすること→×
最終判定 　月　日（　）	時　分	最終判定と写真撮影 今後の方針についてお話します．	濡れること→○ こすること→○

※ 持参品を提出された方は，準備のため時間がかかります．

※ 検査・診察時間が前後することがあります．ご了承ください．

※ 入院で検査される方は，予約時間通りとは限りません．お呼びしますので，病室でお待ちください．

持参品：医師の説明を受けられた方

※ 小分けせず，製品ボトルのままご持参ください．

【注意事項】

1) パッチテストを貼付してから，2回目の判定が終了するまで入浴することができません（保護テープを使用した場合は軽く入浴ができることがあります）．背中または腕のシールかマークを消さないように注意してください．
2) 2回目の判定終了後の夜からシャワー・入浴はできますが最終判定（4回目の判定）が終わるまで検査部位（背中，腕）をタオル等で洗うことは控えてください．
3) 背中または腕のシールを故意に剥がさないでください．
4) 1回目の判定時に皮膚にテープをつけます．自然に取れた場合はそのままでかまいません．
5) 貼付部位の下着は締め付けのないように注意してください．
6) パッチテスト中は，貼付部位（背中，腕）がかゆくても無理にたたいたり，こすったりしないでください．かゆみが強い場合は医師にお伝えください．
7) パッチテスト中は，汗をかく運動や作業は控えてください．
8) パッチテストを受ける1週間前からの日焼けは避けてください．

9) 検査当日，貼付する部位に湿疹や赤みがある場合は，検査が延期になることがあります．
10) 検査の1週間前から，貼付部位のステロイド薬の外用は中止してください．貼付部位の保湿は検査当日から中止してください．
11) 予約日に来院できない場合は，早めに連絡してください．
　　原則，お電話での検査の日程変更は受け付けておりません．ご了承ください．

上記の通り説明しました．この同意書は署名後も取り下げることができます．また，同意を拒否されても診療上の不利益を受けることはありません．

　　　　　　年　　月　　日　　　　医師署名_____

　　　　　　　　　　（立会者　　看護師：氏名_____）

上記説明を受け，その内容を十分理解した上で検査を受けることに同意します．

　　　　　年　　月　　日　患者署名_____

患者さん本人が説明を受ける状態にないため，代わりに上記の説明を受け，その内容を十分理解した上で，検査を受けることに同意します．（原則としてご家族の方にお願いします．）

　　　　　年　　月　　日　氏名：_____（本人との続柄_____）

代理人がいない場合
　　　　　年　　月　　日　診療責任者あるいは責任当直医署名_____

パッチテスト問診票

NO: _____

貼付日：　　　年　　　　月　　　　日

記入日：　　　年　　　　月　　　　日

ID：_____　　　名前：_____

年齢：_____　身長：_____　体重：_____

現住所：_____

1. 今回，皮疹が出た部位にチェックをしてください．

☐ 頭皮　　☐ 顔面　（☐ 眼瞼　☐ 額　☐ 頬部　☐ 口唇）
☐ 頚部　　☐ 上腕　　☐ 前腕　　☐ 手背　　☐ 手掌　　☐ 胸部
☐ 腹部　　☐ 背部　　☐ 大腿　　☐ 下腿　　☐ 足背　　☐ 足底
☐ その他

2. その皮疹が出現した時期はいつ頃ですか？

　　　　　　年　　　　　　月　　　　　頃から

3. 既往歴について教えてください．

アトピー性皮膚炎はありますか？　　　　　　　（　あり　　なし　）
花粉症はありますか？　　　　　　　　　　　　（　あり　　なし　）
ピアスをしたことがありますか？　　　　　　　（　あり　　なし　）
かぶれたことがある物にチェックをしてください．
☐ 金属　　☐ 化粧品　　☐ 塗り薬　　☐ その他（　　　　　　）

4. 治療歴を教えてください．

どこへ通院していましたか．　　　　　　（　　　　　　　　　　）
いつから通院していましたか．　　　　　（　　　　　　　　　　）
塗っていた薬を教えてください．　　　　（　　　　　　　　　　）

5. 職業を教えてください．また，いつからその仕事をされていますか？

<< 以下からは医師が記載します >>

・臨床診断（現在考えられる診断）：
・臨床所見：　　　　　　　　　　・疑われる原因製品・物質：
・写真撮影の有無：　　☐ あり　　☐ 本人が拒否　　☐ 診察時所見なし

パッチテスト持参品表

患者氏名：

ID：

貼付月日：

	製品名	用途	販売元（会社）	成分	ロットNo.	使用歴	症状	濃度基剤	48時間				72時間				1週間				備考
									紅斑	丘疹	小水疱	浮腫	ICDRG基準	紅斑	丘疹	小水疱	浮腫	ICDRG基準	紅斑	丘疹	小水疱	浮腫	ICDRG基準	
1																								
2																								
3																								
4																								
5																								

判定医（指導医）：

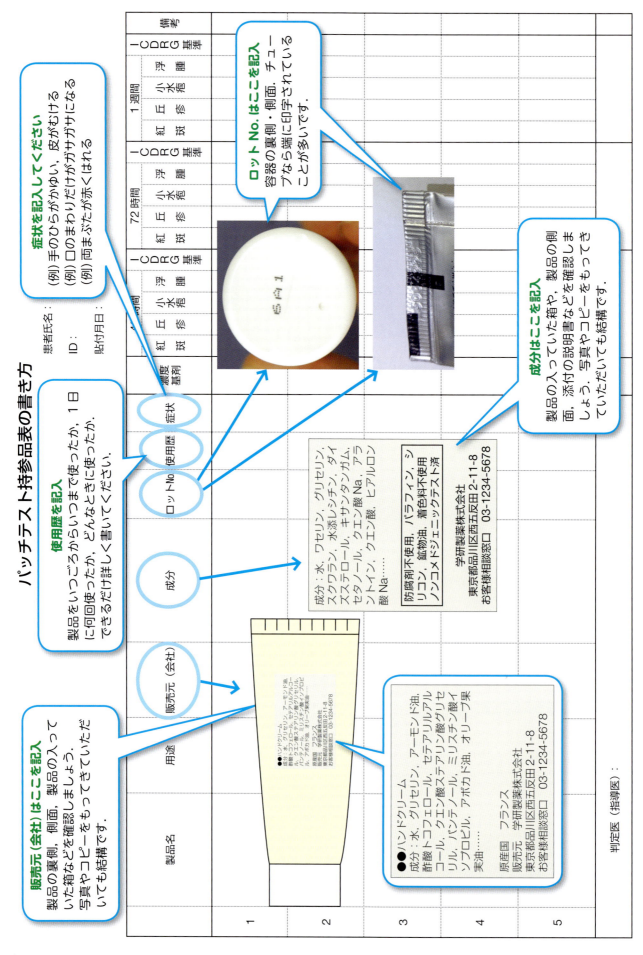

検査の流れ

パッチテストの手順

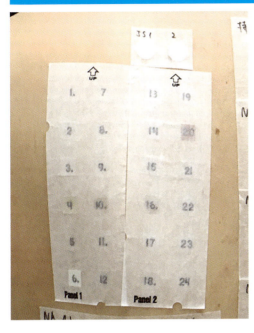
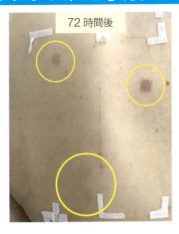
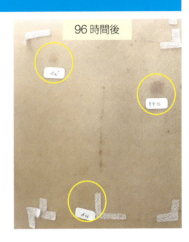

① パッチテストユニットを貼付します．
② 通常，背部（傍脊椎部）の外見上，正常な場所に貼付します．
③ 貼付されていた場所を明確にするために油性マーキングペンなどでマーキングする場合もあります．
④ 貼付したユニットがはがれやすい場合は，絆創膏で補強することがあります．
⑤ 72 時間後 or 96 時間後と 1 週間後の反応の結果で判定します．

持参品のパッチテストの作り方

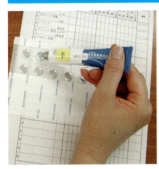
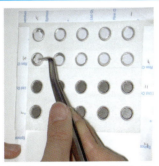
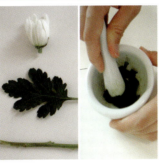
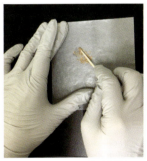

パッチテストユニット（フィンチャンバー®）を使用して検査薬を作ります．

水溶性のもの（化粧水，洗剤など）は，ろ紙を使用して準備します．

花などもすりつぶして検査ができます．

粉はワセリンと混ぜて準備をします．

オープンテスト

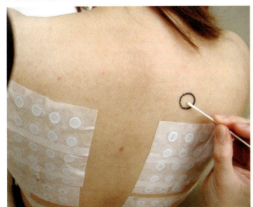

刺激性が高いものや揮発性の高い物質は肌に直接塗布するオープンテストという方法をとる場合もあります．

シャワーも可能です

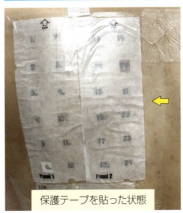

保護テープを貼った状態

パッチテストの上から保護テープを貼ると検査期間中でも入浴が可能です．とくにパッチプロテクト™（SmartPractice）は通気性もよく，冬季ですとテープ下の発汗もあまりないようです．患者さんの肌の状態や，生活状況に合わせた保護テープを選択をすることが，QOL を向上させます．

◆ テンプレート製作・監修：久野 千枝，矢上 晶子，松永 佳世子

索 引

英数字

airborne contact dermatitis	24, 46, 58
baboon syndrome	58
dental metal eruption	58
Fiddler's neck	26
ICDRG (International Contact Dermatitis Research Group)	70
MSDS (Material safety data sheet)	38
reveal&conceal ニッケル/コバルトスポットテスター	14, 34
p-tert-ブチルフェノール-ホルムアルデヒド樹脂	36

あ行

青色顔料	34
アクセサリー	14
アジア製化粧品	52
アレルギー性接触皮膚炎	16, 54, 58
アロマオイル	24
イソチアゾリノンミックス	44
医療用粘着テープ	26
インキのにじみ止め	26
ウエットスーツ	36
ウルシ	56
ウルシオール	56
エポキシ樹脂	38
塩化コバルト	34
塩化第二水銀	58
オープンテスト	38

か行

海外製(外国)の化粧品	44, 50, 52
外用薬	16, 18, 22, 30
カインミックス	22
カシューナッツシェルオイル	56
下腿のうっ滞性皮膚炎	22
加硫促進剤	40, 46
——を含まない手袋	40
カルバミックス	40
カルバミン酸塩	40
革靴	46
眼軟膏	18
魚介類	20, 52
局所麻酔注射薬	22
金	32
金属アレルギー	14
金チオ硫酸ナトリウム	32
靴	36
靴皮膚炎	20
クリーム	16, 28
クローブ	30
クロムアレルギー	20
ケーソンCG	44
化粧水	44
化粧品	28
硬化剤	38
交差感作	52
交差反応	18
香粧品	24
香水	24
香料	24
香料アレルギー	30
香料ミックス	24
黒色ゴム長靴	42
黒色ゴムミックス	42
コバルトアレルギー	34
コバルト接触皮膚炎	34
ゴム製品	46, 54
ゴム手袋	40, 46, 54
ゴム長靴	40, 42, 46, 54

さ行

酸化染毛剤	48
サンスクリーン剤	28
歯科金属	32, 52, 58
耳朶	32
漆器	56
シックハウス症候群	50
シナモン(スティック)	24, 30

ジブカイン塩酸塩……………………………… 22
シャンプー……………………………………… 44
重クロム酸カリウム…………………………… 20
樹脂酸…………………………………………… 26
朱肉……………………………………………… 58
掌蹠膿疱症……………………………………… 14
職業性接触皮膚炎………………………… 38，46
水銀………………………………………… 52，58
水銀体温計……………………………………… 58
ステロイド外用薬……………………………… 18
滑り止め………………………………………… 26
スポーツ用品用複合材料……………………… 38
製品安全データシート（MSDS）……………… 38
接触皮膚炎………………………………… 28，42
接着剤…………………………………………… 36
セルフテスト…………………………………… 48
洗顔料…………………………………………… 28
線香……………………………………………… 24
洗剤……………………………………………… 50
全身性接触皮膚炎……………………………… 30
染毛剤……………………………………… 42，48
染料……………………………………………… 20
即時型アレルギー……………………………… 22

た行

タイヤ……………………………………… 40，42
タバコ…………………………………………… 24
チウラムミックス……………………………… 54
チメロサール…………………………………… 52
チョコレート……………………………… 20，34
爪扁平苔癬……………………………………… 52
テーピングテープ……………………………… 36
点眼薬…………………………………………… 18
貼布剤（薬）……………………………… 18，26
時計のベルト…………………………………… 36
塗料………………………………………… 20，38

な行

ナッツ類………………………………………… 14
ニッケル………………………………………… 14
ニッケル硬貨…………………………………… 14
ネオメドロール®EE軟膏 ……………………… 18

は行

箸………………………………………………… 56
パッチテストの判定基準……………………… 70
パラフェニレンジアミン……………………… 48
パラベン………………………………………… 28
パラベンミックス……………………………… 28
ピアス…………………………………………… 32
ビーズワックス（蜜蝋）……………………… 30
皮革製品………………………………………… 36
ビタミンB_{12}製剤 …………………………… 34
ビューラー……………………………………… 54
ビューラーのゴム………………………… 42，54
表面麻酔外用薬………………………………… 22
フラジオマイシン硫酸塩……………………… 18
プロポリス……………………………………… 30
ヘアカラー……………………………………… 48
ペルーバルサム………………………………… 30
ベンゾカイン…………………………………… 22
扁平苔癬………………………………………… 58
防腐剤………………………………… 28，44，52
ホルマリン……………………………………… 50
ホルムアルデヒド……………………………… 50

ま行

松脂……………………………………………… 26
豆類……………………………………………… 34
マンゴー………………………………………… 56
蜜蝋（ビーズワックス）……………………… 30
メガネ…………………………………………… 28
メチルイソチアゾリノン……………………… 44
メチルクロロイソチアゾリノン……………… 44
メッキ製品……………………………………… 34
メルカプトベンゾチアゾール………………… 46
メルカプトミックス…………………………… 46

ら行

ラテックス……………………………………… 40
ラノリン………………………………………… 16
ラノリンアルコール…………………………… 16
硫酸ニッケル…………………………………… 14
ロジン……………………………………… 26，30

医師と患者のためのパッチテスト・アレルゲン解説書

2017年4月5日　第1版　第1刷発行
2019年4月26日　第1版　第2刷発行

編　集	松永　佳世子（まつなが　かよこ）
発行人	影山博之
編集人	向井直人
（企画編集）	松塚愛
発行所	株式会社 学研メディカル秀潤社
	〒141-8414 東京都品川区西五反田2-11-8
発売元	株式会社 学研プラス
	〒141-8415 東京都品川区西五反田2-11-8
印刷・製本	図書印刷 株式会社

この本に関する各種お問い合わせ
【電話の場合】●編集内容については Tel. 03-6431-1211（編集部）
　　　　　　　●在庫については Tel. 03-6431-1234（営業部）
　　　　　　　●不良品（落丁・乱丁）については Tel 0570-000577
　　　　　　　　学研業務センター
　　　　　　　　〒354-0045 埼玉県入間郡三芳町上富279-1
　　　　　　　●上記以外のお問い合わせは Tel 03-6431-1002（学研お客様センター）
【文書の場合】〒141-8418　東京都品川区西五反田2-11-8
　　　　　　　学研お客様センター『医師と患者のためのパッチテスト・アレルゲン解説書』係

©Kayoko Matsunaga, 2017 Printed in Japan.
●ショメイ：イシトカンジャノタメノパッチテスト・アレルゲンカイセツショ

本書を代行業者等の第三者に依頼してスキャンやデジタル化することは，たとえ個人や家庭内の利用であっても，著作権法上，認められておりません．
学研メディカル秀潤社の書籍・雑誌についての新刊情報・詳細情報は，下記をご覧ください．
　　https://gakken-mesh.jp/

JCOPY 〈出版者著作権管理機構委託出版物〉
本書の無断複写は著作権法上での例外を除き禁じられています．複写される場合は，そのつど事前に，出版者著作権管理機構（電話 03-5244-5088, FAX 03-5244-5089, e-mail: info@jcopy.or.jp）の許諾を得てください．

装幀・本文デザイン	花本浩一（株式会社麒麟三隻館）
DTP・本文デザイン	有限会社ブルーインク
編集協力	藤本優子